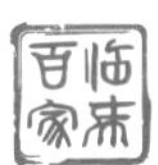

中国医学临床百家 · 病例精解

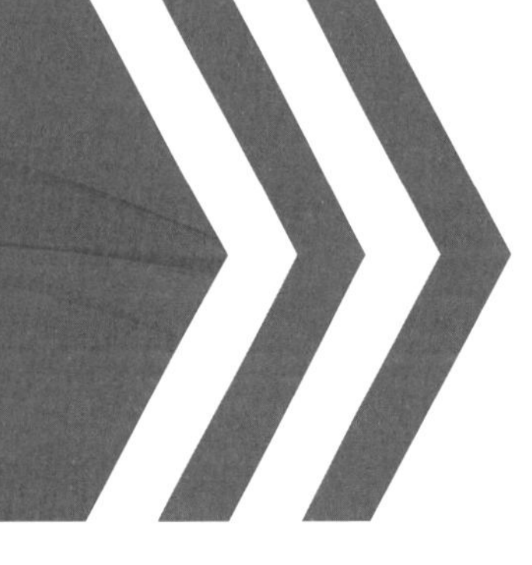

南昌大学第二附属医院

重症医学科 病例精解

主　编　龚园其　蓝海兵　许建宁

副主编　高　仪　张　啸　邓林林　王　慧

编　委　周仪华　李福星　王　萌　李婧滢　袁　影

饶海微　余志宏　王　舒　李　伟

科学技术文献出版社
SCIENTIFIC AND TECHNICAL DOCUMENTATION PRESS
· 北 京 ·

图书在版编目（CIP）数据

南昌大学第二附属医院重症医学科病例精解 / 龚园其，蓝海兵，许建宁主编. —北京：科学技术文献出版社，2021. 12

ISBN 978-7-5189-8589-0

Ⅰ. ①南… Ⅱ. ①龚… ②蓝… ③许… Ⅲ. ①险症—病案—研究 Ⅳ. ① R459. 7

中国版本图书馆 CIP 数据核字（2021）第 228875 号

南昌大学第二附属医院重症医学科病例精解

策划编辑：胡 丹 石敏杰 责任编辑：胡 丹 责任校对：文 浩 责任出版：张志平

出 版 者 科学技术文献出版社

地 址 北京市复兴路15号 邮编 100038

编 务 部 （010）58882938，58882087（传真）

发 行 部 （010）58882868，58882870（传真）

邮 购 部 （010）58882873

官方网址 www. stdp. com. cn

发 行 者 科学技术文献出版社发行 全国各地新华书店经销

印 刷 者 北京地大彩印有限公司

版 次 2021 年 12 月第 1 版 2021 年 12 月第 1 次印刷

开 本 787 × 1092 1/16

字 数 99千

印 张 9

书 号 ISBN 978-7-5189-8589-0

定 价 68.00元

主编简介

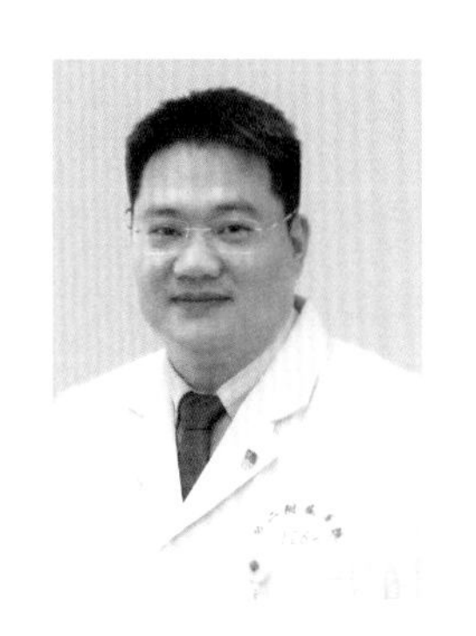

龚园其　南昌大学第二附属医院重症医学科科主任，副主任医师，副教授，医学博士，博士研究生导师、硕士研究生导师。江西省研究型医院学会重症医学分会主任委员，江西省医师协会重症医学医师分会副主任委员，江西省医学会重症医学分会青年委员会副主任委员，中国老年医学学会重症医学分会委员，中国医药教育协会血栓与止血危重病专业委员会委员，江西省中西医结合学会血栓与止血专业委员会副主任委员，江西省保健学会重症医学分会副主任委员，江西省中西医结合学会重症医学分会常务委员，江西省整合医学学会胰腺病学分会常务委员。南昌大学第二附属医院抗击新冠肺炎援助武汉国家医疗队副队长，青年突击队队长。

主持国家自然科学基金项目、江西省科技厅自然科学基金面上项目、江西省教育厅课题及江西省卫生健康委课题多项。在核心期刊及SCI收录期刊上共发表医学论文15篇。擅长脓毒症相关性急性肺损伤、重症急性胰腺炎、多器官功能不全、各种类型休克、严重感染等疾病的诊疗。熟练掌握体外膜肺氧合（ECMO）、连续肾脏替代疗法（CRRT）、脉搏指示持续心输出量监测（PICCO）、机械通气、床旁纤维支气管镜、重症超声等技能。

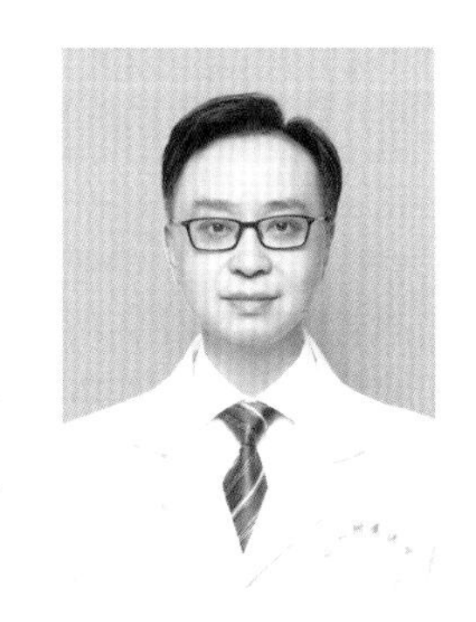

蓝海兵 南昌大学第二附属医院重症医学科副主任，副主任医师，硕士研究生导师。中国医学救援协会重症医学分会常务理事，江西省研究型医院学会重症医学分会常务委员，江西省中西医结合学会重症医学分会青年委员会副主任委员，江西省医学会重症医学分会委员。

承担南昌大学江西医学院本科生、研究生、规培生等的教学工作，以及江西省内学习班的授课任务。先后主持国家自然科学基金地区科学基金项目 1 项，参与 4 项。主持江西省自然科学基金项目 1 项，江西省卫生健康委课题 2 项。在医学期刊上共发表专业学术论文 20 余篇。

熟悉多器官功能不全或衰竭（MODS/MOF）、急性呼吸窘迫综合征（ARDS）、重症急性胰腺炎、脓毒血症、各种类型休克、脏器感染等的诊断与治疗。

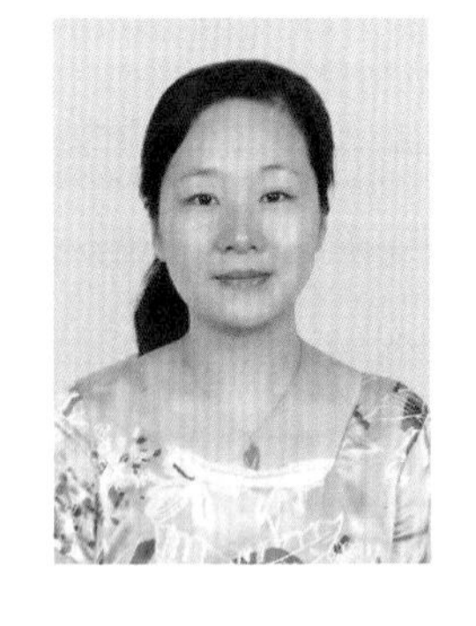

许建宁 南昌大学第二附属医院重症医学科副主任，主任医师，医学博士，硕士研究生导师。中国医师协会重症医学医师分会第一届青年委员会委员，江西省医学会重症医学分会委员，江西省中西医结合学会重症医学分会副主任委员，江西省研究型医院学会重症医学分会副主任委员。擅长脓毒症、重症急性胰腺炎、多器官功能不全、急性中毒等危重病的诊治。

前　言

重症医学（CCM）是研究危及生命的疾病状态的发生、发展规律及其诊治方法的临床医学学科。近40年来，国内重症医学发展迅速，得到了长足发展。ICU是重症医学的临床基地，其对因各种原因导致一个或多个器官与系统功能障碍而危及生命或具有潜在高危因素的患者，及时提供系统的、高质量的医学监护和救治技术，是医院集中监护和救治重症患者的专业科室。

南昌大学第二附属医院重症医学科的前身急诊ICU成立于2006年。2011年7月，伴随南昌大学第二附属医院新住院大楼的启用，南昌大学第二附属医院重症医学科（综合ICU）正式成立，成为江西省内最早开展重症医学科医疗、教学和科研工作的专业学科之一。10年来，在医院领导的大力支持下，在前任科主任齐协飞教授和现任科主任龚园其教授带领下，在全科医护人员的共同努力下，重症医学科已经发展成为整体医疗服务能力与医疗技术达到省内一流水平的专科，在国内具有一定的影响力。2012年重症医学科被评为江西省重点专科。2015年科室成为江西省研究型医院学会重症医学专业委员会主委单位。2016年、2020年先后经国家教育部及南昌大学批准成为重症医学硕士学位（学术型及专业型）、博士学位授予点。

本书精选了重症医学科近年来临床诊治的20余例经典病例，这些病例临床虽然常见，但诊断和处理却很棘手，包括脑出血与脑梗死并发感染、多发伤、脓毒血症、重症肺炎、重症急性胰腺炎、急性加重期慢性阻塞性肺疾病（AECOPD）、肺栓塞、人工流产后并发DIC、妊娠合并重症肺炎、肠源性侵袭性真菌感染、俯卧位通气治疗ARDS、静脉–静脉体外膜肺氧合（VV–ECMO）治疗呼吸衰竭等。通过再现真实的诊疗过程，总结规范处理程序和临床思维。以住院病历书写的形式再现患者的就诊情况，通过病历摘要、病例分析、专家点评和参考文献等几个方面对每例患者进行分析，清晰地展示了重症医学科疑难重症医学科诊断与治疗等全过程。

编写本书的初衷正是为了让重症医学科的同道们在疾病诊疗过程中树立整体观，让更多从事重症医学的医师们明白，我们不仅要会救命，更要会治病。要成为一名真正的重症医学科医师，必须熟练掌握每一种疾病的病理生理过程，树立全局观，除了关注患者的身体健康，更应该去关注患者的心理健康。

本书是南昌大学第二附属医院重症医学科全体医务人员集思广益、精心编撰完成。由于水平有限，经验不足，在编写过程中难免出现疏漏，恳请广大读者、前辈和同行予以指正。

谨以此书献礼中国共产党建党100周年、南昌大学办学100周年暨南昌大学第二附属医院重症医学科成立10周年。继往开来，再接再厉，再创佳绩。在全球新冠肺炎疫情防控常态化的大背景下，是广大医务工作者们用生命守护生命，无怨无悔。也以此书向全体医务工作者们致敬！

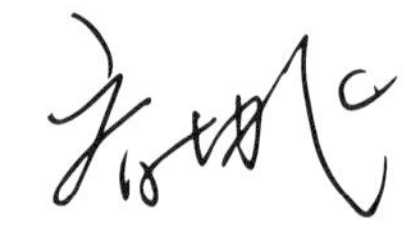

目 录

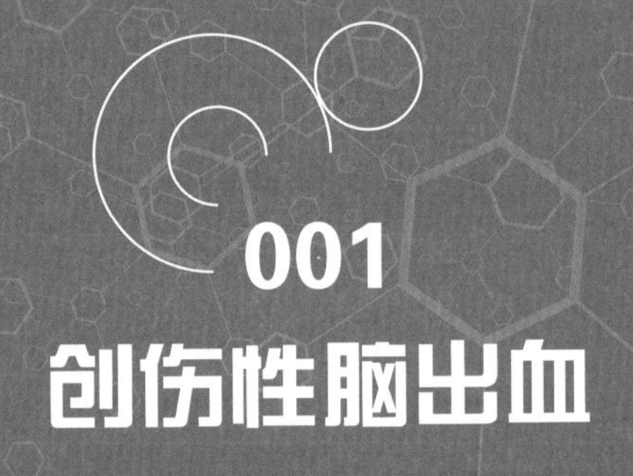

001 创伤性脑出血

病历摘要

患者，男，37 岁。因“车祸致昏迷 21 小时”入院。

[现病史] 家属诉患者 21 小时前因车祸昏迷，在当地医院行 CT 检查示脑出血，予气管插管、呼吸机辅助通气等治疗（具体不详），考虑病情危重由“120”送至我院急诊，入院时呈深昏迷状态，心率快，有发热，急诊行 CT 检查示多发脑挫伤伴出血、蛛网膜下腔积血及脑室积血，颜面部软组织挫伤并皮肤斑点状异物，颜面部多发骨折，右眼下直肌挫伤，予甘露醇脱水降颅内压、控制心率、补液、降温等对症支持治疗，凌晨 5 点 20 分左右患者血氧饱和度下降至 60%，紧急更换气管导管后血氧饱和度升至 100%，考虑病情危重，请我科会诊后收入我科治疗。病程中，患者深昏迷，禁食状态，尿量未监测，

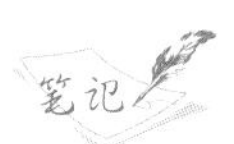

大便未解，体重未监测。

[既往史] 既往体健，否认其他系统疾病病史。

[入院查体] 体温 38.5℃，脉搏 130 次 / 分，呼吸 22 次 / 分，血压 110/79 mmHg，血氧饱和度（oxygen saturation，SpO_2）99% [同步间歇指令通气模式，吸入气中的氧浓度分数（fractional concentration of inspired oxygen，FiO_2）45%]，深昏迷状态，格斯拉昏迷量表（Glasgow Coma Scale，GCS）评分 3 分，面部皮肤多处擦伤，右侧眼睑青紫、肿胀，结膜水肿，双侧瞳孔不等大，左侧直径约 2 mm，右侧直径约 4 mm，对光反射均消失，心、肺、腹未见明显异常，双下肢病理征未引出。

[辅助检查]

1）实验室检查。①血常规 + C 反应蛋白（C-reative protein，CRP）：全血 CRP 71.00 mg/L，白细胞计数 10.15×10^9/L，中性粒细胞百分比 83.1%。②降钙素原（procalcitonin，PCT）：89.72 ng/mL。③血生化：白蛋白 37.76 g/L，总胆红素 44.87 μmol/L，直接胆红素 7.35 μmol/L，间接胆红素 37.52 μmol/L，天冬氨酸转氨酶 100.68 U/L，丙氨酸转氨酶 50.85 U/L，肌酸激酶 1798.40 U/L，肌酸激酶同工酶 34.17 U/L，乳酸脱氢酶 281.91 U/L。④凝血全套：纤维蛋白原浓度 4.15 g/L，D- 二聚体 10.50 μg/mL，纤维蛋白（原）降解产物 11.0 μg/mL，凝血因子Ⅷ活性 235.4%，凝血因子Ⅸ活性 155.4%。

2）影像学检查。颅脑 + 下颌骨 + 眼眶 + 颈椎 + 胸部 + 全腹 CT 平扫：双侧额、顶、颞叶，左侧基底节区，中脑前缘多发挫伤出血灶；蛛网膜下腔积血及脑室积血；颜面部软组织挫伤并皮肤斑点状异物；右眼眶下、外侧壁，右上颌窦周壁，右筛骨纸板，鼻骨，双颧弓骨折；右眼下直肌挫伤；下颌骨未见明显骨折征象；颈椎退变，两肺背侧

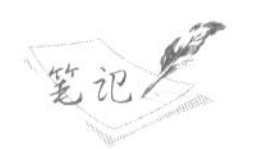

胸膜下渗出实变；腹部脏器未见明显挫伤、出血 CT 征象。颅脑 CT 检查结果见图 1-1。

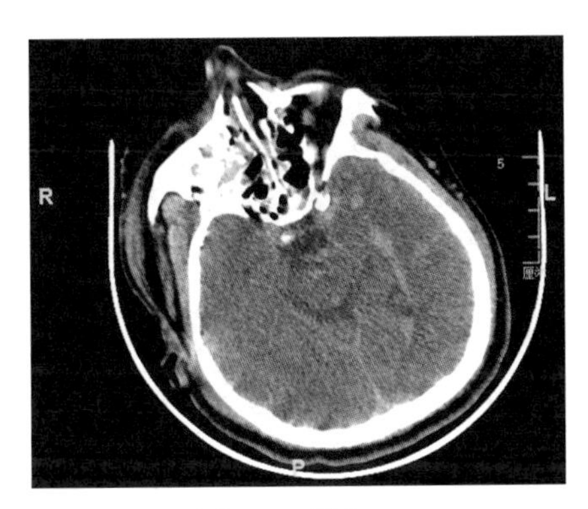

图 1-1 颅脑 CT

［诊断］ ①闭合性颅脑损伤特重型（脑挫伤伴出血、蛛网膜下腔出血、脑室出血）；②多发性面骨骨折；③多处软组织挫伤；④肺部感染？⑤肝功能异常。

［治疗过程］ 入院后予患者重症监护、呼吸机辅助呼吸、甘露醇脱水降颅内压（250 mL，50 g，每 6 小时 1 次）、头孢曲松抗感染（2.0 g，每天 1 次）、预防应激性溃疡、护肝、营养支持及维持水电解质平衡等对症支持治疗。2 月 3 日患者电解质检查示钠 151.00 mmol/L，氯 114.10 mmol/L，予限制含钠液体摄入及胃管注入灭菌用水降低血钠处理，经积极治疗后，在未使用药物的情况下患者心率、血压波动在正常范围，呼吸机参数逐步降低。于 2 月 4 日撤离呼吸机，复查颅脑 CT 示未见新发出血灶，左侧额颞部硬膜下积液（图 1-2），逐步减少甘露醇用量，并于 2 月 6 日停用甘露醇。2 月 11 日复查颅脑 CT 示脑内血肿吸收消散，蛛网膜下腔及脑室积血吸收减少（图 1-3）。患者神志有所好转，GCS 9 分（E4V1M4），基本生命体征平稳，无发热，复查血常规 + CRP：全血 CRP 4 mg/L，白细胞计数 5.95×10^9/L，红细胞计数 3.46×10^{12}/L，血红蛋白 107 g/L，

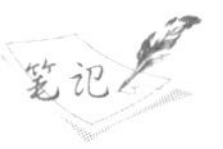

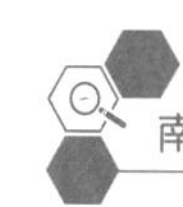

中性粒细胞百分比 71.9%；PCT：0.50 ng/mL。建议尽早开始康复治疗，患者转回当地医院继续治疗。

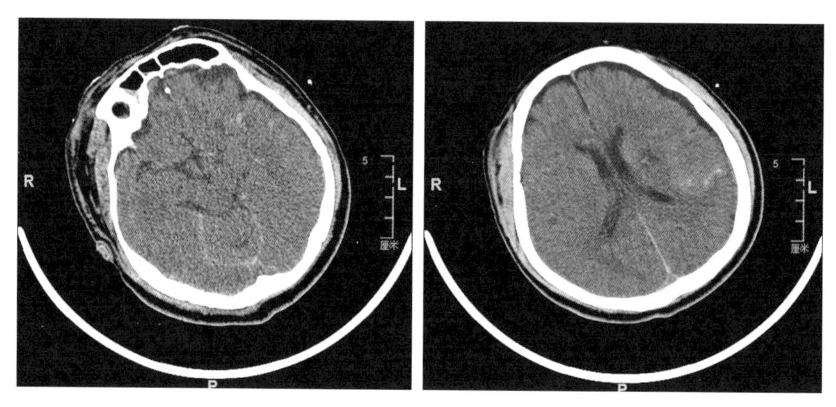

图 1-2　2 月 4 日复查颅脑 CT

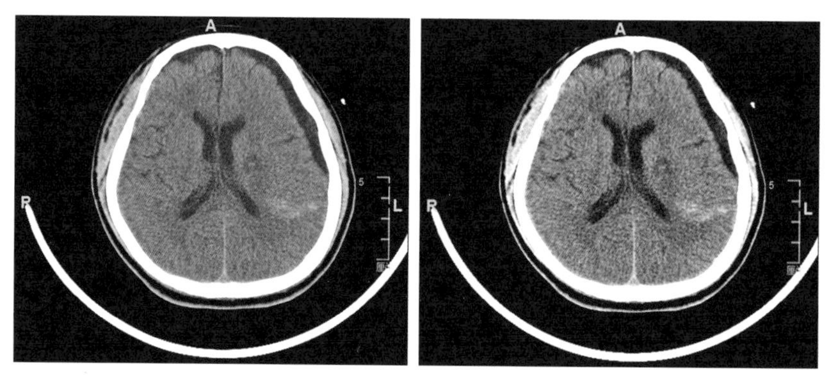

图 1-3　2 月 11 日复查颅脑 CT

病例分析

患者有明确的外伤史，伤后立即出现意识障碍，颅脑 CT 提示双侧额、顶、颞叶，左侧基底节区，中脑前缘多发挫伤出血灶；蛛网膜下腔积血、脑室积血，因此患者创伤性脑出血、创伤性蛛网膜下腔出血诊断明确，从图 1-1 中看出患者出血量不多，请神经外科会诊建议内科保守治疗。患者急性颅脑外伤，有引起颅内压（intracranial

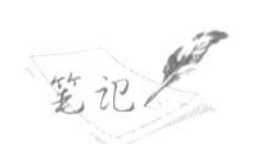

pressure，ICP）增高的病因，临床上对于已明确或者怀疑 ICP 增高的患者，行腰椎穿刺应当谨慎，以免诱发脑疝形成。目前对于 ICP 增高治疗的阈值建议为 ICP ＞ 20 mmHg。降低 ICP 治疗包括：①头正位，床头抬高 30°，避免颈静脉回流障碍；②保证有效通气量，减少缺氧所致脑细胞水肿，避免 ICP 升高；③镇痛、镇静，必要时应用神经肌肉阻滞剂以预防和治疗躁动，控制惊厥，降低脑代谢率；④维持胃肠动力及大便通畅，及早进行肠内营养；⑤控制体温低于正常水平或轻度低温，必要时亚低温治疗；⑥根据病情选择渗透性脱水降 ICP 的药物。

专家点评

对于重症患者，病程中应全面评估患者的循环、呼吸、血液、骨骼和内分泌系统，并对危重症患者实施量化评估，掌握患者的整体状况。同时根据系统评估结果，及时调整治疗目标及方案，使实施的治疗措施能够有效维持重症患者的基本生命体征。

颅内压增高的病因包括：①颅腔内容物增多，如脑体积增大（脑水肿）、脑脊液增多（脑积水）、脑血流量增加（脑血管扩张）；②颅内占位性病变，如血肿、肿瘤、脓肿等；③颅腔容积减小，如狭颅症、颅底凹陷症。

推荐脑出血患者在康复开始治疗前应密切监测出血量和血压的变化，在出血量稳定至少 24 h 后再开始康复治疗，所以早期康复期间要确保血压稳定，尤其注意收缩压不能超过 140 mmHg。

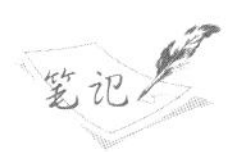

参考文献

1. 中华医学会神经外科学分会．神经外科重症管理专家共识（2013 年版）．中华医学杂志，2013，93（23）：1765-1779.
2. LANG J M，MEIXENSBERGER J，UNTERBERG A W，et al. Neurosurgical intensive care unit-essential for good outcomes in neurosurgery? Langenbecks Arch Surg，2011，396（4）：447-451.
3. LIN J P，ZHANG S D，HE F F，et al. The status of diagnosis and treatment to intracranial hypotension，including SIH. J Headache Pain，2017，18（1）：4.
4. CARNEY N，TOTTEN A M，O'REILLY C，et al. Guidelines for the management of severe traumatic brain injury，fourth edition. Neurosurgery，2017，80（1）：6-15.
5. PUJARI R，HUTCHINSON P J，KOLIAS A G. Surgical management of traumatic brain injury. J Neurosurg Sci，2018，62（5）：584-592.
6. WHITAKER-LEA W A，VALADKA A B. Acute management of moderate-severe traumatic brain injury. Phys Med Rehabil Clin N Am，2017，28（2）：227-243.
7. ROPPER A H. Hyperosmolar therapy for raised intracranial pressure. N Engl J Med，2012，367（8）：746-752.
8. LUAUTÉ J，PLANTIER D，WIART L，et al. Care management of the agitation or aggressiveness crisis in patients with TBI. Systematic review of the literature and practice recommendations. Ann Phys Rehabil Med，2016，59（1）：58-67.
9. OLKOWSKI B F，SHAH S O. Early mobilization in the neuro-ICU：how far can we go? Neurocrit Care，2017，27（1）：141-150.
10. WINSTEIN C J，STEIN J，ARENA R，et al. Guidelines for adult stroke rehabilitation and recovery：a guideline for healthcare professionals from the American Heart Association/American Stroke Association. Stroke，2016，47（6）：e98-e169.

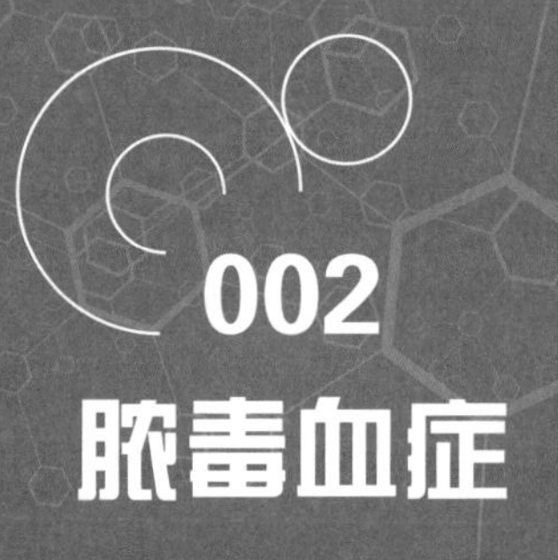

002
脓毒血症

病历摘要

患者，男，57 岁。主诉：腹痛伴发热 6 天。

[现病史]　患者自诉 6 天前无明显诱因出现右上腹疼痛，后逐渐出现全腹疼痛症状，呈钝痛，不向他处放射，无恶心、呕吐，伴畏寒、高热，最高体温 40 ℃，起初未引起重视，逐渐出现巩膜黄染。2 天前入当地医院予以抗感染、止痛等对症支持治疗（具体诊疗过程及药物不详），经治疗后仍间断有高热，且出现低血压及心率快。鉴于病情危重转入我院，入急诊科时患者神志清楚，血压低，心率快，行 CT 检查提示肝内胆管节段性积气扩张，斑点状胆管小结石等，PCT 指标极高，予十二指肠镜下鼻胆管引流术、去甲肾上腺素维持血压、抗感染等对症治疗，经重症医学科会诊后急诊拟“急性化脓

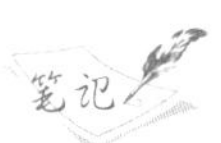

性梗阻性胆管炎、感染性休克”收住院。患者自起病以来，精神、饮食、睡眠差，间断解稀便，小便偏黄，量较前减少，体重变化不详。

[既往史] 既往身体一般，20年前行胆囊切除手术，否认其他系统疾病病史，无烟酒嗜好。

[入院查体] 体温37.8 ℃，脉搏157次/分，呼吸45次/分，血压91/69 mmHg（去甲肾上腺素维持），SpO_2 96%（鼻塞给氧5 L/分），表情痛苦，神志清楚，巩膜轻度黄染，双肺上部呼吸音粗，双下肺呼吸音弱，双肺未闻及明显干、湿性啰音，心率157次/分，心律齐，腹稍膨隆，腹上正中见一长约6 cm陈旧性手术瘢痕，腹肌稍紧张，全腹部压痛明显，无反跳痛，未触及肿块，肝、脾肋下未及，胆囊未触及，Muphy征（–），叩诊鼓音，肝上界位于右锁骨中线第五肋间，肝区无叩痛，无移动性浊音，肠鸣音正常。

[辅助检查]

1）实验室检查。①血常规+CRP：CRP 459.0 mg/L，白细胞计数11.16×10^9/L，红细胞计数5.01×10^{12}/L，血红蛋白141 g/L，血小板计数56×10^9/L，中性粒细胞百分比90.5%；②生化全套：白蛋白24.36 g/L，总胆红素89.70 μmol/L，直接胆红素66.82 μmol/L，间接胆红素22.88 μmol/L，天冬氨酸转氨酶107.24 U/L，丙氨酸转氨酶82.24 U/L，γ-谷氨酰基转移酶67.64 U/L，肌酐121.50 μmol/L，三酰甘油2.34 mmol/L，总胆固醇1.40 mmol/L，葡萄糖12.99 mmol/L；③凝血全套：纤维蛋白原浓度7.31g/L，凝血酶原时间14.8 s，国际标准化比值（INR）1.28，凝血酶原活动度69.1%，D-二聚体26.40 μg/mL，纤维蛋白（原）降解产物33.1 μg/mL，抗凝血酶Ⅲ活性56.4%，凝血因子Ⅷ活性243.5%；④糖化血红蛋白11.5%；⑤尿液分析：隐血（+++），蛋白质（++），葡萄糖（±），酮体（±），尿胆原（+），胆红素（+）。

2）影像学检查。胸部＋全腹 CT：双侧少量胸腔积液，双肺节段性实变。肝内胆管节段性积气扩张，斑点状胆管小结石，肝左外叶片状低密度影，拟为感染性病变，请结合增强扫描及实验室资料治疗后随访；腹膜后及网系膜区水肿，腹盆腔少量积液，脾大，右肾囊肿，前列腺增生（图 2-1）。

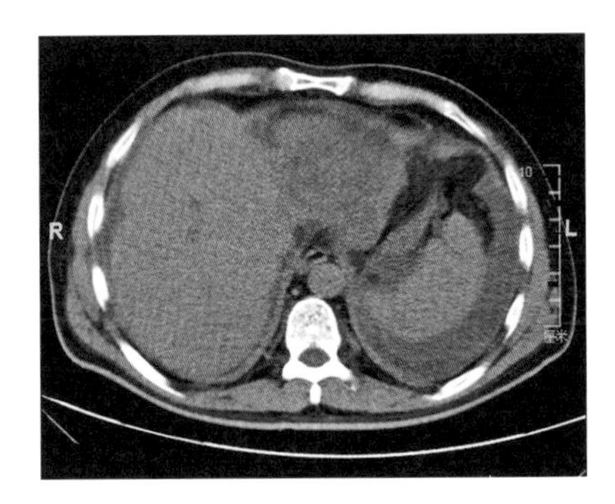

图 2-1 全腹 CT

［诊断］ ①急性化脓性梗阻性胆管炎；②感染性休克；③胆管结石；④肺部感染；⑤多器官功能障碍综合征（循环、肾脏、肝脏、凝血）；⑥ 2 型糖尿病；⑦低蛋白血症；⑧高脂血症；⑨脾大；⑩肾囊肿（后天性）；⑪胸腔积液；⑫胆囊切除术后。

［治疗过程］ 患者入院时心率快、血压低、呼吸急促，心电监护示脉搏 148 次 / 分，呼吸 38 次 / 分，血压 92/68 mmHg（去甲肾上腺素泵入维持），PICCO 监测血流动力学示持续心脏指数（contintue cardiac index，CCI）4.08 L/（min·m^2），心脏指数（cardiac index，CI）4.19 L/（min·m^2），血管外肺水指数（extravascular lung water index，ELWI）7.2 mL/kg，全身舒张末期容积指数（global end diastolic volume index，GEDI）618 mL/m^2，给予血管活性药物维持血压、间断无创呼吸机辅助通气、亚胺培南西司他丁钠（泰能 1.0 g，每 6 小时 1 次）抗感染、清除炎症介质、退黄、护肝、补充白蛋白、维持水电解质平衡等对症治疗。1 月 2 日患者无尿、肌酐高，行股静脉穿刺置管后连续肾脏替代治疗（continuous renal replacement therapy，CRRT）；1 月 3 日患者肠鸣音改善，启动肠内营养；1 月

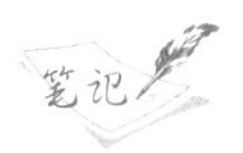

4日复查腹部CT示鼻胆管引流术后改变，肝内胆管节段性积气扩张，胆管小结石可能，肝左外叶片状低密度影较前变化不明显（图2-2）；1月5日患者血流动力学改善，停用PICCO监测，拔除股动脉置管；

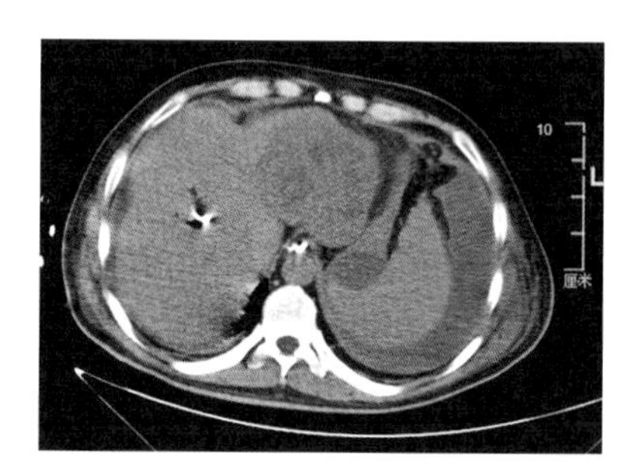

图2-2　1月4日复查腹部CT

1月7日患者胆汁培养出肺炎克雷伯杆菌和多重耐药鲍曼不动杆菌，其中肺炎克雷伯杆菌对头孢类、替加环素、碳青霉烯类抗生素敏感，多重耐药鲍曼不动杆菌仅对替加环素敏感，调整为替加环素（1.0 g，每12小时1次）联合头孢哌酮钠舒巴坦钠（舒普深3.0 g，每8小时1次）与奥硝唑（0.5 g，每12小时1次）抗感染，患者尿量、肌酐恢复正常，停止CRRT并拔除股静脉置管，患者腹腔积液且有腹胀，行腹腔穿刺置管引流，引流出黄褐色浑浊液体，送检，培养出肺炎克雷伯杆菌；1月10日患者复查CT提示胸腔积液，腹盆腔积液稍增多，故更换腹腔引流管，引出脓性液体（图2-3），并行胸腔穿刺；经积极治疗后患者生命体征平稳、各脏器功能好转、感染指标下降，1月10日患者出现腹泻，加用益生菌调节肠道菌群及止泻等治疗，但患者腹泻无好转；于1月12日加用氟康唑（400 mg，每天1次）经验性抗真菌治疗，经治疗后患者无腹胀、腹泻，无发热，无胸闷，大小便恢复正常；1月15日转入普通病房继续治疗。

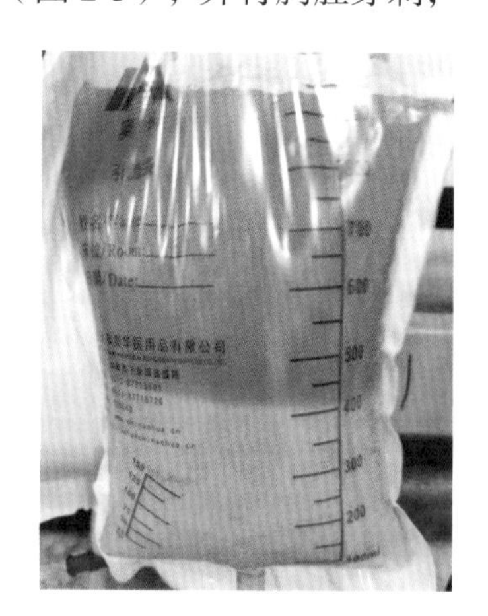

图2-3　腹腔引流液

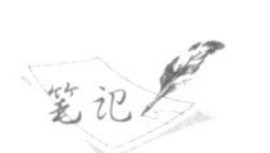

病例分析

患者有胆道手术史，以发热、腹痛、黄疸等急性症状起病，表现为持续性弛张热，黄疸日渐加重，在没有有效解除病因的情况下，出现持续性低血压，少尿，内环境稳态逐渐失去代偿，多个主要脏器发生功能障碍。结合临床症状，查体，实验室检查提示白细胞总数、中性粒细胞百分比、PCT 等感染指标升高，腹部 CT 提示有肝内胆管节段性积气扩张，斑点状胆管小结石，排除其他系统感染，急性化脓性梗阻性胆管炎诊断明确，进行经十二指肠镜下鼻胆管引流术解除胆道梗阻，根据药敏试验结果针对性抗感染，通畅感染灶引流，抗休克治疗，保护多器官功能，维持水电解质和酸碱平衡等对症治疗，患者感染得到控制，生命体征稳定，各器官功能逐步恢复，最终平稳转入普通病房继续治疗。

专家点评

脓毒血症发病率很高，临床危害极大，每年发病率高达 0.3%，且每年以 1.5% 的速度递增，是威胁重症患者生命的首位致死原因，因此早期明确诊断，及时有效的抗感染、抗休克至关重要。当患者出现感染性休克时，需要进行以下检查和监测：①明确感染原；②监测休克的组织灌注；③器官功能的监测。休克的基本治疗原则包括：①尽早去除休克的病因；②尽快恢复有效循环血量，纠正微循环障碍，纠正组织缺氧；③防止多器官功能障碍综合征（multiple organ dysfunction syndrome，MODS）的发生。拯救脓毒症运动（surviving sepsis campaign，SSC）执行委员会发表的 *The Surviving Sepsis*

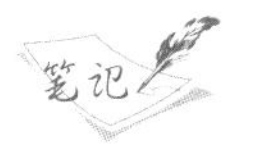

Campaign Bundle：*2018 update*. 文中，感染性休克复苏的 1 小时集束化治疗策略包括：①监测乳酸水平，如乳酸＞ 2 mmol/L；②抗生素使用前留取血培养；③给予广谱抗生素；④低血压或乳酸≥ 4 mmol/L 时给予晶体液 30 mL/kg；⑤应用升压药（初始液体复苏不能纠正的低血压）维持平均动脉压（mean artery pressure，MAP）≥ 65 mmHg。

参考文献

1. LEVY M M，EVANS L E，RHODES A. The surviving sepsis campaign bundle：2018 update. Intensive Care Med，2018，44（6）：925-928.
2. DELLINGER R P，CARLET J M，MASUR H，et al. Surviving sepsis campaign guidelines for management of severe sepsis and septic shock. Crit Care Med，32（3）：858-873.
3. RHODES A，EVANS L，ALHAZZANI W，et al. Surviving sepsis campaign：International guidelines for management of sepsis and septic shock：2016. Intensive Care Med，2017，43（3）：304-377.
4. LIU V X，MOREHOUSE J W，MARELICH G P，et al. Multicenter implementation of a treatment bundle for patients with sepsis and intermediate lactate values. Am J Respir Crit Care Med，2016，193（11）：1264-1270.
5. ACHEAMPONG A，VINCENT J L. A positive fluid balance is an independent prognostic factor in patients with sepsis. Crit Care，2015，19（1）：251.
6. 中华医学会重症医学分会 . 中国严重脓毒症 / 脓毒性休克治疗指南（2014）. 中华内科杂志，2015，54（6）：401-426.
7. 夏文芳，李冰玉，林维山，等 . 脓毒症的治疗进展 . 医学综述，2019，25（11）：2169-2175.
8. ZADROGA R，WILLIAMS D N，GOTTSCHALL R，et al. Comparison of 2 blood culture media shows significant differences in bacterial recovery for patients on antimicrobial therapy. Clin Infect Dis，2013，56（6）：790-797.

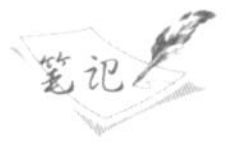

003
脑出血并颅内感染

病历摘要

患者，男，46 岁。主诉：突发神志不清 4 小时。

[现病史] 患者于 4 小时前无明显诱因出现神志不清，伴恶心、呕吐，呕吐物为胃内容物，于江西省监狱局中心医院查颅脑 CT 提示脑出血，未处理，立即至我院急诊科就诊，查颅脑 + 胸部 CT 示脑室出血可能性大，不能除外脑室旁脑出血破入脑室，予以甘露醇脱水降颅内压、硝普钠控制血压等处理，拟“脑室出血”收入神经外科，完善术前准备，急诊全麻下行“脑室穿刺引流术”，考虑患者病情危重，术后转入综合重症加强监护病房（intensive care unit，ICU）监护治疗。

[既往史] 患者为监狱服刑犯人，既往有高血压病史、吸毒史。

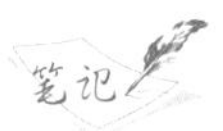

[入院查体] 体温 36.7 ℃，脉搏 96 次 / 分，血压 180/88 mmHg，

SpO_2 100%（气管插管接呼吸机辅助通气，A/C 模式，FiO_2 40%），神志深昏迷，GCS 3 分（E1V1M1），双侧脑室引流管内可见淡红色血性液体引出，双侧瞳孔不等大，左侧 1.0 mm，右侧 1.5 mm，对光反射消失，颈软，双肺呼吸音清，未闻及干、湿性啰音，心界不大，心率 96 次/分，未闻及杂音，腹平坦，腹部查体无法配合，肠鸣音微弱，四肢肌张力不高，肌力 0 级，双下肢 Babinski 征（+），脑膜刺激征未引出。

[辅助检查]

1）实验室检查。①血常规：白细胞计数 13.19×10^9/L，红细胞计数 4.39×10^{12}/L，血红蛋白 136 g/L，血小板计数 227×10^9/L，中性粒细胞百分比 94.0%。②全血乳酸：4.89 mmol/L。③血生化：白蛋白 36.51 g/L，尿酸 438.91 μmol/L，钾 4.03 mmol/L，钠 135.89 mmol/L，葡萄糖 8.14 mmol/L。肿瘤四项、B 型脑钠肽、凝血功能等指标未见明显异常。

2）影像学检查。颅脑 + 胸部 CT 示脑室出血可能性大，不能除外脑室旁脑出血破入脑室；右侧侧脑室旁、右侧基底节区及脑干腔隙性梗死灶；两肺背侧炎性渗出。颅脑 CT 见图 3-1。

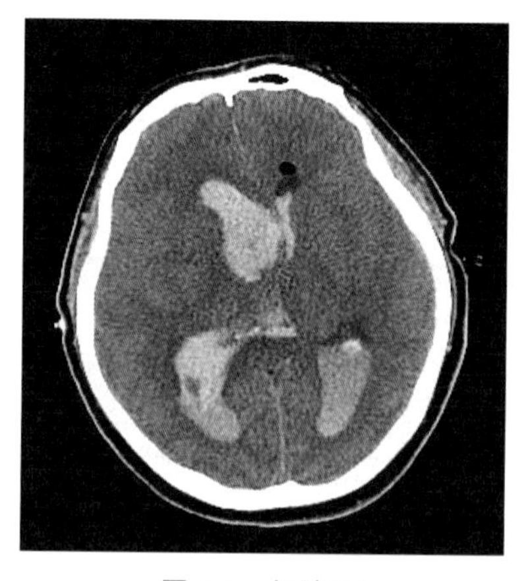

图 3-1 颅脑 CT

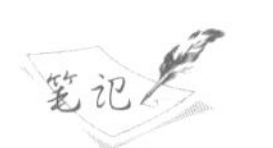

［诊断］ ①脑室出血；②高血压 3 级（极高危）。

［治疗过程］ 入科后给予呼吸机辅助呼吸、20% 甘露醇脱水降颅内压、头孢曲松抗感染（2.0 g，每天 1 次）、醒脑静促醒、神经节苷脂营养神经、泮托拉唑钠预防应激性溃疡、硝普钠及乌拉地尔控制血压、地佐辛镇痛、促进胃肠道蠕动、甘油灌肠剂通便、营养支持及维持水电解质平衡等对症治疗。考虑患者短期内无法拔除气管插管，为便于气道管理，于 10 月 15 日行气管切开术。经积极治疗后患者仍出现反复高热，痰涂片发现革兰阴性杆菌，10 月 16 日停用头孢曲松改为美罗培南（2.0 g，每 8 小时 1 次）抗感染治疗。10 月 17 日复查颅脑 CT 示脑室内出血量有所减少，新发右侧基底节区斑片低密度影，考虑为缺血或水肿改变（图 3-2）。请神经外科会诊后拔除左侧脑室引流管。经以上治疗后患者心率、血压、呼吸维持尚可，于 10 月 18 日撤离呼吸机，但仍反复发热，为寻找颅内感染病原学证据及便于脑室引流，患者于 10 月 20 日行腰椎穿刺＋腰大池引流术。脑脊液生化：葡萄糖 6.10 mmol/L，脑脊液蛋白 8064.86 mg/L；脑脊液常规检查：浑浊，红色，无凝块，红细胞计数 186 000.00 × 10^6/L，白细胞计数 302 × 10^6/L，中性粒细胞百分比 71%，淋巴细胞百分比 29%，潘氏球蛋白定性试验（+++）。10 月 23 日患者出现呼吸急促、血氧饱和度下降、血压偏低、四肢末梢湿冷、局部可见花斑，故给予呼吸机辅助通气。患者术后反复发热，高度怀疑颅内感染及血流感染，为加强抗感染力度，于 10 月 23 日增加美罗培南剂量并加用万古霉素（稳可信 1.0 g，每 12 小时 1 次）。10 月 25 日脑脊液细菌培养出头状葡萄球菌头状亚种，故在美罗培南联合万古霉素静脉用药同时行万古霉素鞘内注射（0.01 g，每天 1 次）抗颅内感染治疗。10 月 28 日患者尿液、大便检查出霉菌，加用卡泊芬净抗真菌

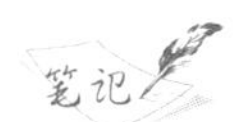

（50 mg，每天 1 次）治疗，经治疗后患者体温峰值逐渐下降，循环、呼吸趋于稳定。10 月 29 日复查颅脑 + 胸部 CT 提示脑室内积血稍吸收，右侧基底节区出血稍吸收，脑室内新增积气。请神经外科会诊后拔除腰大池引流管，继续给予同前抗感染、脱水降颅内压、肠内营养支持等对症治疗。11 月 2 日复查颅脑 + 胸部 CT 示脑室内积血、积气较前有所吸收，右侧基底节区出血稍吸收（图 3-3）。经治疗患者仍神志不清，但呼吸、循环平稳，监狱管理局领导与家属沟通后建议转回监狱医院继续治疗。

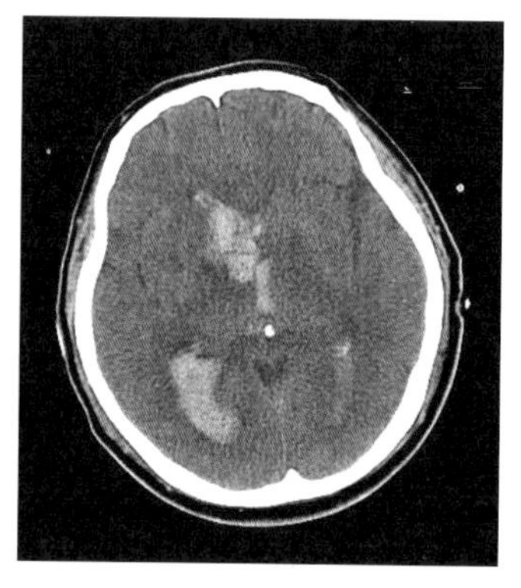
图 3-2　10 月 17 日复查颅脑 CT

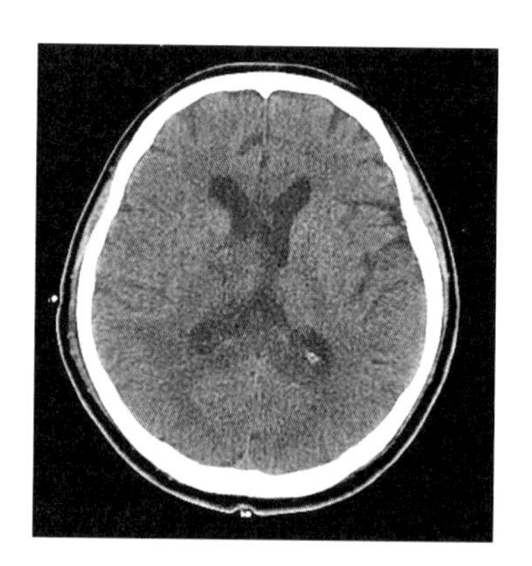
图 3-3　11 月 2 日复查颅脑 CT

病例分析

患者以突发意识障碍起病，伴随有呕吐，多次查颅脑 CT 明确为脑出血，急诊行脑室穿刺引流术，术后患者一直处于昏迷状态，行气管切开、头孢曲松钠抗感染，但患者出现反复高热，痰涂片找到革兰阴性杆菌，遂抗生素改为美罗培南，经一段时间治疗，患者心率、血压、呼吸维持尚可，并撤离呼吸机。但患者再次出现高热、休克，送检病原学检查明确为颅内感染，针对性给予抗生素治疗后患者体温逐步恢复正常，生命体征恢复稳定。

笔记

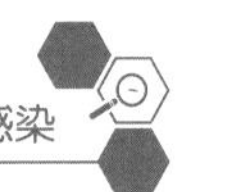

专家点评

神经外科的中枢神经系统感染以细菌感染最为常见，中枢神经系统感染的归因病死率可高达 4.4% ～ 33.3%。根据我国细菌耐药监测网数据，中枢神经系统感染中表皮葡萄球菌、人葡萄球菌、溶血葡萄球菌、金黄色葡萄球菌等革兰染色阳性细菌为常见病原菌，占 55% 左右，革兰染色阴性细菌占 45% 左右，尤其是鲍曼不动杆菌及肺炎克雷伯菌感染有增多趋势。与中枢神经系统感染相关的危险因素主要有：手术时间长于 4 小时、脑脊液漏、高龄患者、开放性伤口、近期接受化疗和免疫抑制剂治疗、大剂量糖皮质激素应用、颅内引流管或腰池引流管放置大于 72 小时、糖尿病或血糖控制不良、人工植入物使用不当或不合理、术中大量失血。

临床诊断标准：符合以下 1 ～ 4 项者为临床诊断标准。①临床表现：新发的意识状态下降；治疗过程中的头痛、呕吐、视盘水肿等颅内压增高；脑膜刺激征（+）；新发的癫痫、低钠血症及下丘脑垂体功能降低等伴发症状，脑室腹腔分流术后出现急性腹膜炎症状；全身感染症状，患者表现为体温异常（体温高于 38 ℃或低于 36 ℃）、心率和呼吸加快等全身炎症反应的症状和体征。②影像学表现：脑水肿、硬膜增厚强化或者脑室系统扩张，典型病例可有颅内组织及病灶的强化。磁共振弥散加权成像有助于脑脓肿的鉴别诊断。③血常规：白细胞计数升高，中性粒细胞比例升高。④脑脊液检查：可见典型的炎性、脓性脑脊液，绝对白细胞计数＞ 100×10^6/L（剔除血性脑脊液影响因素），多核白细胞比例＞ 70%。葡萄糖含量＜ 2.6 mmol/L，脑脊液葡萄糖 / 血清葡萄糖比值＜ 0.66，蛋白含量增加。⑤脑脊液、手术切口分泌物、手术标本细菌学涂片或细菌培养阳性是诊断的

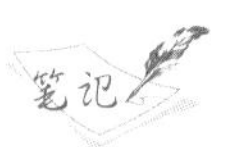

金标准（除外标本污染），或者通过聚合酶链式反应（polymerase chain reaction，PCR）技术、二代基因测序技术等相对可靠的病原学鉴定方法。

治疗原则：①留取相关标本进行细菌涂片或培养后，及时开始经验性抗菌药物治疗。后期根据病原学及药敏试验结果及时调整治疗方案。②选择易透过血脑屏障的抗菌药物。③建议使用说明书允许的最大药物剂量静脉给药及尽可能地长疗程治疗。④经验性抗菌药物治疗＞ 72 小时无效或疗效不佳者，考虑调整治疗方案。⑤脑室内或腰穿鞘内注射抗菌药物为治疗途径之一，建议谨慎使用。⑥明确颅内感染后，要对有关联的病灶进行必要的外科干预。原则上要彻底清除伤口等感染灶及污染的人工植入物，并采取必要的脑脊液引流措施。

疗效评判标准及治疗时程。①疗效评判标准：除外其他部位感染后，1 ～ 2 周内连续 3 次以下指标正常为临床治愈。脑脊液细菌培养（–）；脑脊液常规白细胞计数正常；脑脊液生化糖含量正常；临床体征消失；体温正常；血液白细胞计数及中性粒细胞比例正常。②建议治疗时程：中枢神经系统感染推荐长程治疗，符合临床治愈标准后继续应用抗菌药物治疗 1 ～ 2 周。

参考文献

1. 中华医学会神经外科学分会 . 神经外科重症管理专家共识（2013 版）. 中华医学杂志，2013，93（23）：1765-1779.
2. LANG J M，MEIXENSBERGER J，UNTERBERG A W，et al.Neurosurgical intensive care unit-essential for good outcomes in neurosurgery? Langenbeck Arch Surg，2011，396（4）：447-451.
3. TARIQ A，AGUILAR-SALINAS P，HANEL R A，et al. The role of ICP monitoring

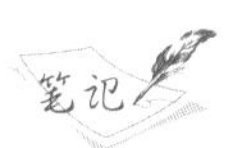

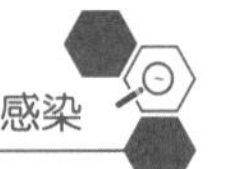

in meningitis. Neurosurg Focus，2017，43（5）：E7.

4. HOCKEL K，SCHUHMANN M U. ICP Monitoring by open extraventricular drainage：common practice but not suitable for advanced neuromonitoring and prone to false negativity.Acta Neurochir Suppl，2018，126：281-286.
5. LIN J P，ZHANG S D，HE F F，et al. The status of diagnosis and treatment to intracranial hypotension，including SIH. J Headache Pain，2017，18（1）：4.
6. CARNEY N，TOTTEN AM，O'REILLY C，et al. Guidelines for the management of severe traumatic brain injury，fourth edition.Neurosurgery，2017，80（1）：6-15.
7. 陈明宇，钟平，吴菊芳，等 . 神经外科术后中枢神经系统感染 45 例的临床分析 . 中国感染与化疗杂志，2012，12（5）：365-367.
8. RODRÍGUEZ-LUCAS C，FERNÁNDEZ J，MARTÍNEZ-SELA M，et al. Pseudomonas aeruginosa nosocomial meningitis in neurosurgical patients with intraventricular catheters：Therapeutic approach and review of the literature. Enferm Infecc Microbiol Clin，2020，38（2）：54-58.
9. 魏俊吉，柴文昭，任祖渊，等 . 神经外科抗菌药物的使用原则和策略 . 中华医学杂志，2012，92（45）：3191-3193.
10. 中华医学会神经外科学分会，中国神经外科重症管理协作组 . 中国神经外科重症患者感染诊治专家共识（2017）. 中华医学杂志，2017，97（21）：1607-1614.
11. CHANG J B，WU H，WANG H，et al. Prevalence and antibiotic resistance of bacteria isolated from the cerebrospinal fluid of neurosurgical patients at Peking Union Medical College Hospital. Antimicrob Resist Infect Control，2018，7：41.

笔记

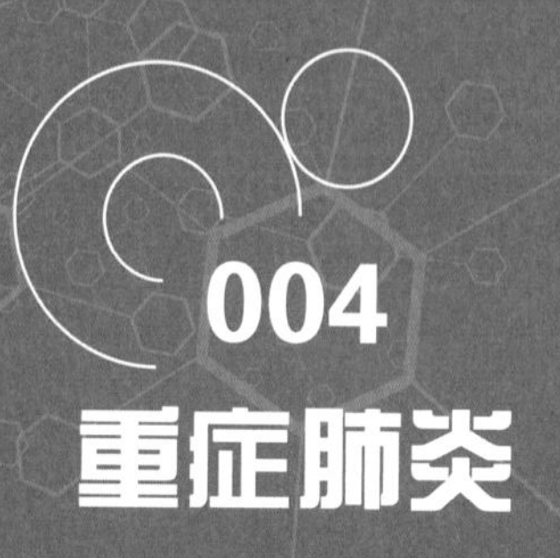

004 重症肺炎

病历摘要

患者，女，51 岁。主诉：确诊急性粒细胞性白血病（M2 型）3 个月，入院化疗。

［现病史］ 患者入血液内科后于 2018 年 1 月 11 日至 1 月 14 日行大剂量阿糖胞苷（6.5 g × 3 天；早 3.5 g，晚 3 g）化疗，辅以止吐、护胃、护肝等对症支持治疗，化疗过程中出现咳嗽、咳黄痰，1 月 17 日伴有高热并持续加重，体温 39 ℃，复查血常规：白细胞计数 1.85×10^9/L，红细胞计数 2.92×10^{12}/L，血红蛋白 100 g/L，血小板计数 45×10^9/L，中性粒细胞百分比 94.8%；PCT 1.04 ng/mL；胸部 CT 平扫：两肺节段性实变，两侧胸腔及心包少许积液（图 4-1）。分别予以哌拉西林钠他唑巴坦钠（2018 年 1 月 16 日至 1 月 17 日），美

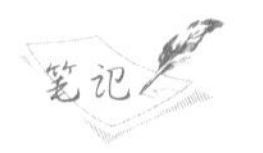

罗培南（1月17日至1月23日）、万古霉素（1月19日至1月23日）、头孢哌酮舒巴坦＋利奈唑胺（1月23日至1月25日）、伏立康唑（1月23日至1月25日）、卡泊芬净（1月25日）抗感染治疗，同时予以重组人粒细胞巨噬细胞集落刺激因子＋重组人粒细胞集落刺激因子升白细胞治疗；输注血小板＋重组人白介素-11升血小板治疗后，1月25日患者在高流量面罩给氧下出现呼吸困难、口唇发绀，血气分析：氢离子浓度指数pH值7.46，血二氧化碳分压（partial pressure of carbon dioxide，PCO_2）30.3 mmHg，血氧分压（partial pressure of oxygen，PO_2）44.0 mmHg，碳酸氢根（HCO_3^-）21.5 mmol/L，碱剩余（buffer excess，BE）-2.3 mmol/L，二氧化碳总量（total carbon dioxide，TCO_2）22.4 mmol/L，SaO_2 83.6%。考虑患者重症肺炎，呼吸衰竭，转入综合ICU监护治疗。

［既往史］ 患者既往（2017年10月17日）于我院经MICM分型综合诊断为急性粒细胞性白血病（M2型），分别于2017年10月23日至10月29日给予IA方案诱导化疗，2017年12月2日至2月8日给予IA方案化疗，否认其他系统疾病病史。

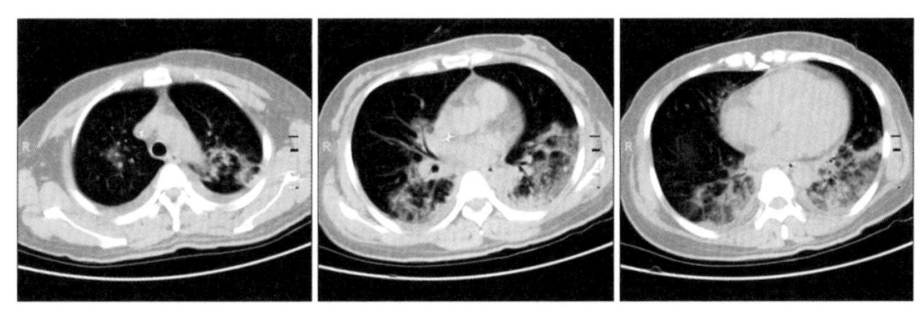

图4-1 胸部CT平扫

［入院查体］ 患者体温38.9 ℃，脉搏137次/分，血压159/75 mmHg（去甲肾上腺素维持），SpO_2 77%（无创呼吸机辅助呼吸，S/T模式，FiO_2 100%），贫血貌，神志清楚，腹部淤斑，双

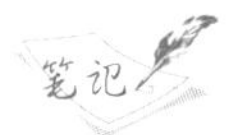

下肢布满出血点，全身浅表淋巴结未触及肿大；双眼睑无水肿，左侧上睑下垂；呼吸音粗，双肺可闻及明显湿性啰音；心前区无隆起，心率 137 次 / 分，心律齐，各瓣膜听诊区未闻及杂音及心包摩擦音；腹平软，右上腹明显压痛，反跳痛可疑，肠鸣音 3 ～ 4 次 / 分；双下肢无水肿，双侧膝腱反射对称引出，双侧 Babinski 征（–）。

［辅助检查］

1）实验室检查。①血常规：白细胞计数 0.05×10^9/L，红细胞计数 2.61×10^{12}/L，血红蛋白 91 g/L，血小板计数 2×10^9/L，中性粒细胞百分比 74%。② PCT：3.27 ng/mL。③血生化：白蛋白 29.58 g/L，总胆红素 50.81 μmol/L，直接胆红素 33.70 μmol/L，间接胆红素 17.11 μmol/L，天冬氨酸转氨酶 38.49 U/L，丙氨酸转氨酶 40.14 U/L，肌酐 79.67 μmol/L。④凝血全套：纤维蛋白原浓度 5.30 g/L，凝血酶原时间 13.7 s，INR 1.18，凝血酶原活动度 64.5%，D- 二聚体 4.90 μg/mL，纤维蛋白（原）降解产物 6.9 μg/mL，凝血因子Ⅷ活性 216.0%，凝血因子Ⅸ活性 125.3%。

2）影像学检查。2 月 22 日胸部 CT 平扫：两肺感染，两侧胸腔及心包少许积液。

［诊断］ ①急性粒细胞性白血病（M2 型）；②粒细胞缺乏；③骨髓抑制；④重症肺炎；⑤急性呼吸窘迫综合征；⑥脓毒血症性休克；⑦肝功能异常；⑧低蛋白血症。

［治疗过程］ 入科后予气管插管、呼吸机辅助呼吸，亚胺培南西司他丁（泰能 1.0 g，每 6 小时 1 次）+ 利奈唑胺（斯沃 600 mg，每 12 小时 1 次）+ 伏立康唑（威凡）联合抗感染，白介素 -11 升血小板，粒细胞集落刺激因子促进粒细胞生成，输血改善凝血功能、纠正贫血及升血小板，化痰，补充白蛋白纠正低蛋白血症，护肝，营养支持，

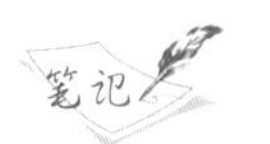

以及预防深静脉血栓等治疗。经上述治疗后，患者度过粒细胞缺乏期，白细胞、血小板计数上升，凝血功能改善，肝功能好转，白蛋白上升，体温降至正常，氧合功能有所改善，呼吸机参数下调。1月30日在呼吸机纯氧条件下血氧饱和度再次下降，经积极处理后效果不佳，复查床旁胸部X线提示肺部感染仍重（图4-2），行心脏彩超及双下肢血管彩超不支持肺栓塞，后行俯卧位通气后血氧明显改善。同时因体温再次上升，2月2日体温高峰达38.7 ℃，多次痰涂片发现大量革兰阴性杆菌，不能排除有新发耐药菌感染、抗菌药无法有效覆盖，遂停用泰能，改舒普深（3 g，每6小时1次）联合利奈唑胺、伏立康唑抗感染，同时行间断俯卧位通气、营养支持等综合治疗，经治疗后患者于2月9日脱机拔管转回血液内科继续治疗。

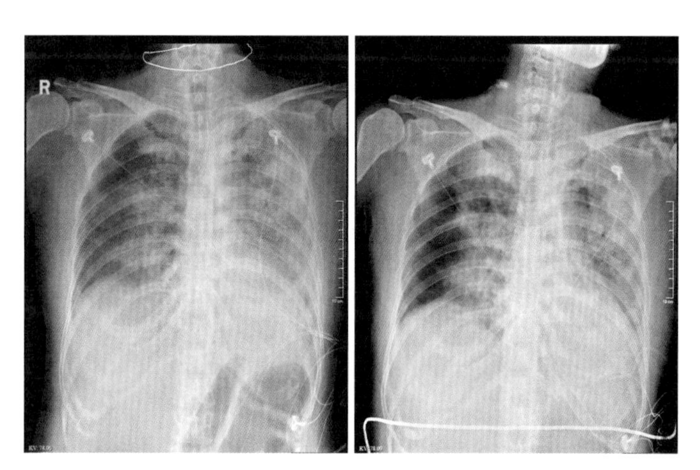

图4-2 复查床旁胸部X线

病例分析

患者有白血病的基础病史，入院后在血液内科行化疗，化疗过程中出现骨髓抑制、咳嗽、咳黄痰，伴有发热，中性粒细胞百分比、PCT升高，胸部CT提示两肺节段性实变，有肺炎，但达不到重症

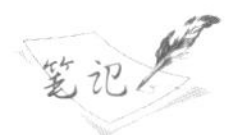

肺炎的诊断标准。考虑到患者白血病和骨髓抑制，血液内科给予了强有力的抗感染治疗，但患者病情仍然恶化，呼吸困难加重，动脉血气 PaO_2 为 44 mmHg，氧合指数（PaO_2/FiO_2）为 40 mmHg，并伴随循环功能障碍，血压需要依靠血管活性药物维持。重症肺炎的表现：①意识障碍；②呼吸频率＞30 次 / 分；③ PaO_2＜60 mmHg，PaO_2/FiO_2＜300 mmHg，需行机械通气治疗；④血压＜90/60 mmHg；⑤胸部 X 线检查显示双侧或多肺叶受累，或入院 48 h 内病变扩大≥50%；⑥少尿：尿量＜20 mL/h，或＜80 mL/4 h，或急性肾衰竭需要透析治疗。医院获得性肺炎（hospital-acquired pneumonia，HAP）中晚发性发病（入院＞5 天、机械通气＞4 天）和存在高危因素者，即使不完全符合重症肺炎规定标准，亦视为重症。本例患者病情进展后，符合重症肺炎诊断标准，为成人急性呼吸窘迫综合征（acute respiratory distress syndrome，ARDS），有转入 ICU 治疗指征。重症肺炎的治疗包括抗菌药物治疗、呼吸支持、营养支持、加强痰液引流、免疫调节及防治多器官系统功能衰竭等。

专家点评

判断病情对重症肺炎患者的治疗极为重要。判断病情轻重有不同的方法，比较简便有效的是 CURB-65 评分，其由意识障碍、尿素氮升高（BUN＞20 mg/dL）、呼吸频率加快（＞30 次 / 分）、低血压（＜90/60 mmHg）及年龄大于 65 岁 5 条组成，每条评 1 分。评分越高，死亡率越高。重症肺炎的治疗包括抗菌药物治疗、呼吸支持、营养支持、加强痰液引流、免疫调节及防治多器官系统功能衰竭等。重症肺炎易出现多器官系统功能衰竭，有效的抗生素初始治疗是治

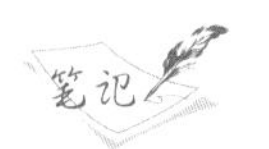

疗的核心，可预防发生多器官系统功能衰竭。重度 HAP 常见病原体包括铜绿假单胞菌、不动杆菌、肺炎克雷伯杆菌、肠杆菌科细菌和耐甲氧西林金黄色葡萄球菌。疑似病原体感染者，在初始治疗时应联合用药，具体使用哪一种抗生素应依据当地或本单位的抗生素敏感性情况、药物的不良反应、患者过去 2 周内用药情况等因素综合考虑，尽量不选择已经使用过的抗生素。

参考文献

1. 李培，施毅 . 医院获得性肺炎及呼吸机相关性肺炎诊治指南解读 . 中国循证医学杂志，2015，15（7）：772-776.
2. 王凌伟，吴伟元，陈丹丹，等 . 非免疫抑制患者医院获得性肺炎及呼吸机相关肺炎病原菌组成及耐药性分析 . 中国微生态学杂志，2012，24（6）：537-539.
3. IGNACIO M L，RODRIGUEZ A H，ANTONI T . New guidelines for hospital-acquired pneumonia/ventilator-associated pneumonia：USA vs. Europe. Curr Opin Crit Care，2018，24（5）：347-352.
4. CHARLES-EDOUARD L，HÉKIMIAN G，DESPOINA K，et al. Microbial cause of ICU-acquired pneumonia：hospital-acquired pneumonia versus ventilator-associated pneumonia. Curr Opin Crit Care，2018，24（5）：332-338.
5. CHASTRE J，FAGON J Y. Ventilator-associated pneumonia. Am J Respir Crit Care Med，2002，165（7）：867-903.
6. WENZEL R P. Hospital-acquired pneumonia：Overview of the current state of the art for prevention and control. Eur J Clin Microbiol Infect Dis，1989，8（1）：56-60.
7. 中华医学会呼吸病学分会感染学组 . 中国成人医院获得性肺炎与呼吸机相关性肺炎诊断和治疗指南（2018 年版）. 中华结核和呼吸杂志，2018，41（4）：255-280.
8. 何礼贤 . 医院获得性肺炎与呼吸机相关性肺炎的抗菌治疗与抗菌药物管理 . 中华结核和呼吸杂志，2018，41（4）：247-249.
9. LANKS C W，MUSANI A I，HSIA D W. Community-acquired Pneumonia and Hospital-acquired Pneumonia. Med Clin N Am，2019，103（3）：487-501.

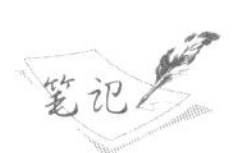

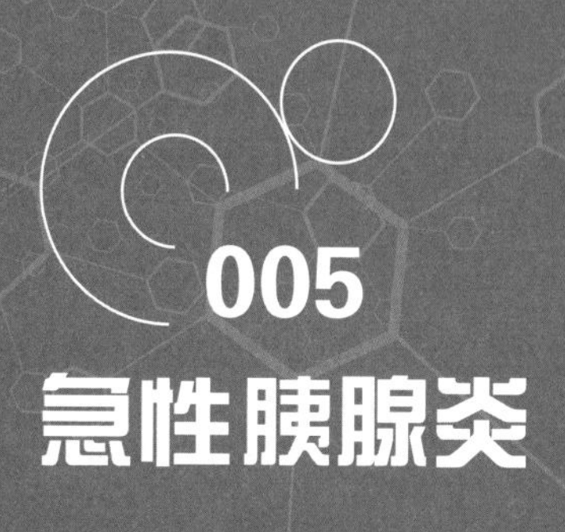

005 急性胰腺炎

病历摘要

患者，男，49 岁。主诉：腹痛 2 天，加重 1 天。

［现病史］ 患者 2 天前大量饮酒（白酒 7 ～ 8 两）后出现左上腹隐痛，呈持续性，伴恶心，无呕吐，起初未做特殊处理。1 天前患者感腹痛较前加重，当地医院查血脂、血钾、肌酐、淀粉酶等指标均升高，上腹部 CT 及 MRI 示急性出血坏死性胰腺炎并胰周渗出，脂肪肝等，予对症治疗，期间尿量较前明显减少，且出现胸闷气促不适，考虑患者病情危重转入我院；患者自起病以来，精神、睡眠差，未进食，尿量较平时明显下降，每天 200 ～ 300 mL，大便已解，体重未见明显下降。

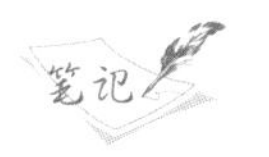

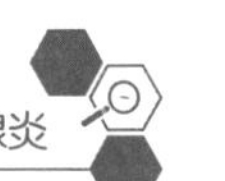

［既往史］ 既往有高血压病史 3 年，最高血压不详，后自行服用厄贝沙坦，每天 1 次，每次 1 粒，血压控制在 130/80 mmHg。有高脂血症病史 10 余年，一直未予药物治疗，2008 年因胰腺炎入院治疗。有外伤史，2008 年车祸致腹部损伤，后行脾切除手术。有输血史，2008 年输血，无输血反应。有烟酒嗜好，吸烟 30 年，每天 20 支，饮酒 30 年，不酗酒。

［入院查体］ 体温 36.4 ℃，脉搏 109 次 / 分，呼吸 19 次 / 分，血压 118/70 mmHg（去甲肾上腺素维持），SpO_2 93%（鼻塞给氧 5 L/min），神志清楚，表情痛苦，呼吸急促，双肺呼吸音弱，两肺未闻及明显干、湿性啰音，心脏未见明显异常，腹膨隆，左腹部见一长约 15 cm 瘢痕，腹肌稍紧张，伴压痛，无反跳痛，左侧为甚，肠鸣音未闻及，四肢无水肿。

［辅助检查］

1）实验室检查。①血常规 + CRP：CRP ＞ 200 mg/L，白细胞计数 12.68×10^9/L，血小板计数 118×10^9/L，血红蛋白 128 g/L，中性粒细胞百分比 83.4%；②生化：白蛋白 31.46 g/L，钠 131.74 mmol/L，总钙 1.96 mmol/L，乳酸脱氢酶 635.72 U/L，α- 羟丁酸脱氢酶 266.00 U/L，肌红蛋白 102.43 μg/L，三酰甘油 19.70 mmol/L，总胆固醇 15.44 mmol/L；③凝血全套：纤维蛋白原浓度 7.91 g/L，D- 二聚体 10.00 μg/mL；④胰腺功能：淀粉酶 316.71 U/L，脂肪酶 1425.78 U/L，胰淀粉酶 273.56 U/L；⑤ PCT 1.91 ng/mL。全血乳酸测定未见明显异常。

2）影像学检查。上腹部 CT 平扫：考虑急性坏死性胰腺炎并周围渗出、积液（图 5-1）。

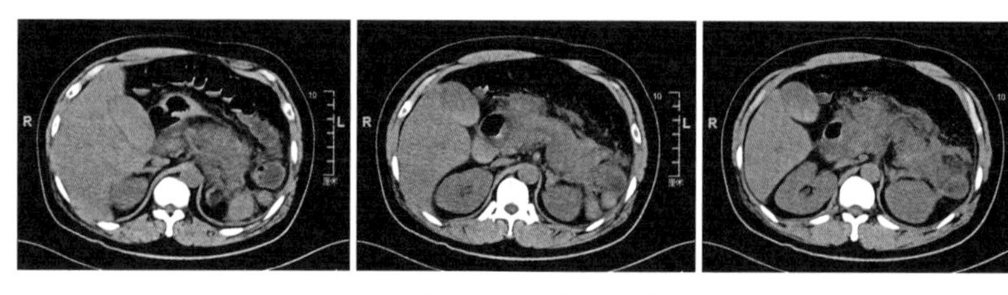

图 5-1 上腹部 CT 平扫

[诊断] ①中度急性胰腺炎；②呼吸衰竭；③肾功能不全；④高脂血症；⑤脂肪肝；⑥高血压。

[治疗过程] 入院后予重症监护、禁食、吸氧、稳定血流动力学、抑酸、抑酶、CRRT 降血脂、补液、通便、芒硝外敷减轻水肿、肠外营养支持等对症治疗，患者 12 月 24 日出现胸闷不适，咳嗽，咳少量黄痰，发热，体温 38 ℃，床旁重症超声提示双侧肺底实变，左肺积水增加，需考虑为肺部感染，治疗上予哌拉西林钠他唑巴坦钠（4.5 g，每 8 小时 1 次）抗感染、化痰治疗，经治疗后患者血脂较前下降（三酰甘油 7.75 mmol/L，总胆固醇 9.33 mmol/L），肠鸣音恢复，于 12 月 27 日启动肠内营养，并转入普通病房继续治疗。

病例分析

患者突发急性、持续性上腹部疼痛，实验室检查提示血清淀粉酶和脂肪酶活性达到正常上限值的 3 倍，腹部 CT 和 MRI 提示急性出血坏死性胰腺炎并胰周渗出，患者伴随循环、呼吸器官功能衰竭，但持续时间不超过 48 小时，为中度急性胰腺炎（moderately severe acute pancreatitis，MSAP）。对本例胰腺炎患者的主要治疗包括维持生命体征、禁食、抑制胰酶分泌和活性、镇痛、CRRT、维持内环境稳定等对症治疗。

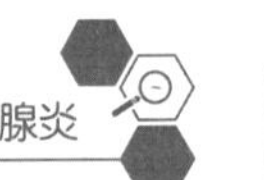

专家点评

急性胰腺炎（acute pancreatitis，AP）分为轻度、中度、重度。轻度急性胰腺炎（mild acute pancreatitis，MAP）具备 AP 的临床表现和生物化学改变，不伴有器官功能衰竭及局部或全身并发症；MSAP 具备 AP 的临床表现和生物化学改变，伴有一过性器官功能衰竭（48 小时内可自行恢复）；重度急性胰腺炎（severe acute pancreatitis，SAP）具备 AP 的临床表现和生物化学改变，且伴有持续性器官功能衰竭（持续 48 小时以上，不能自行恢复的呼吸、循环或肾脏功能衰竭，可累及一个或多个脏器）。MAP 急性期的治疗重点应放在缓解症状、阻止病情加重等方面，尽早恢复饮食，除胆源性 AP 外不需要应用抗生素治疗；恢复期的治疗重点应放在寻找病因、防止复发等方面。MSAP 急性期治疗重点是加强监护、对抗炎症反应，密切注意 MSAP 向 SAP 演变的迹象，恢复期的治疗重点是肠道功能维护和感染的防治。SAP 患者急性期病死率高，常伴有循环、呼吸和肾衰竭，治疗重点是保护重要器官功能，还需注意腹腔高压的处理，后期可发生胰腺囊肿、感染、出血和消化瘘等并发症，需要消化内镜、放射介入、外科医师的积极干预。

参考文献

1. BANKS P A，BOLLENT L，DERVENIS C，et al.Classification of acute pancreatitis-2012：revision of the Atlanta classification and definitions by international consensus. Gut，2013，62（1）：102-111.
2. 中华医学会消化病学分会胰腺疾病学组 . 中国急性胰腺炎诊治指南（2013 年，上海）. 中华消化杂志，2013，33（4）：217-222.
3. 中华医学会外科学分会胰腺外科学组 . 急性胰腺炎诊治指南（2014）. 中华外科

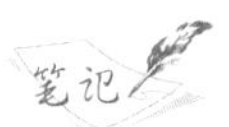

杂志，2015，53（1）：50-53.

4. 中国医师协会急诊医师分会 . 2013 中国急诊急性胰腺炎临床实践指南 . 中国急救医学，2013，33（12）：1057-1071.
5. 中国医师协会胰腺病学专业委员会 . 中国急性胰腺炎多学科诊治（MDT）共识意见（草案）. 中华医学杂志，2015，95（38）：3103-3109.
6. CROCKETT S D，WANI S，GARDNER T B，et a1. American Gastroenterological Association Institute Guideline on initial management of acute pancreatitis. Gastroenterology，2018，154（4）：1096-1101.
7. PETROV M S，YADAV D. Global epidemiology and holistic prevention of pancreatitis.Nat Rev Gastroenterol Hepatol，2019，16（3）：175-184.

笔记

006 慢性阻塞性肺疾病急性加重

病历摘要

患者，男，79 岁。主诉：反复咳嗽咳痰 10 余年，再发 2 天。

［现病史］ 患者家属代诉患者于 10 余年前（2008 年）无明显诱因开始出现咳嗽、咳痰，痰为白色黏痰，伴胸闷，秋冬季节加重，4 年前因肺部感染于南昌大学某附属医院住院治疗时诊断为慢性阻塞性肺疾病，后长期至我院中医科门诊就诊，服中药治疗，2 天前再发咳嗽、咳痰，痰为黄色脓痰，不易咳出，伴四肢乏力，1 天前自觉有发热，自测体温 38.1 ℃，伴意识不清、双上肢不自主抽动。2018 年 11 月 3 日为明确诊断，由家属送至我院急诊科就诊，急诊检查提示白细胞计数高，肺部 CT 示右肺感染，考虑患者高龄、病情危重，收

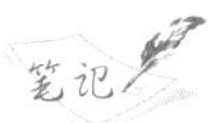

入我科监护治疗。自起病以来，患者精神差，饮食少，大小便次数少，体重无明显变化。

［既往史］ 既往有高血压病史10余年，收缩压最高达200 mmHg，规律口服厄贝沙坦（每天1片）控制血压，已停药1月余；60年前有肺结核病史，已治愈；2014年有白内障手术史；1985年因发现“肺部肿块”行肺部分切除（术式不详）。否认其他系统疾病病史，否认吸烟、饮酒史，否认家族性、遗传性疾病史。

［入院查体］ 体温36 ℃，脉搏77次/分，呼吸28次/分，血压127/53 mmHg，SpO_2 98%（面罩给氧，2 L/min），神志模糊，双眼白内障术后表现，右侧瞳孔不规则，左侧瞳孔无法观察，晶状体浑浊，双侧瞳孔均无光反射，浅表淋巴结无肿大，双肺呼吸音清，左上肺呼吸音明显减弱，双肺可闻及明显干、湿性啰音，心界不大，心率77次/分，心律齐，各瓣膜未闻及病理性杂音，腹部平坦，无压痛及反跳痛，肠鸣音4次/分，双侧Babinski征（–），脑膜刺激征（–）。

［辅助检查］

1）实验室检查。2018年11月3日于我院行急诊血常规：白细胞计数 9.81×10^9/L，红细胞计数 3.39×10^{12}/L，血红蛋白111 g/L，中性粒细胞百分比91.6%。

2）影像学检查。颅脑+胸部CT平扫：两侧脑室旁髓质缺血灶；脑退变；右肺感染，两肺散在纤维条索灶（图6-1）。

［诊断］ ①慢性阻塞性肺病伴肺部感染；②呼吸衰竭；③肺性脑病？④脑梗死？⑤高血压3级（极高危）；⑥低钠血症；⑦白内障（术后）。

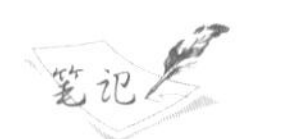

［治疗过程］ 入院时神志模糊，呼吸急促，面罩给氧情况下血

氧饱和度不能维持，最低下降至 83%，完善动脉血气分析示 pH 7.29，PO_2 75 mmHg，PCO_2 81 mmHg，立即予无创呼吸机辅助通气，患者指脉血氧饱和度逐渐升高至 96%，神志逐渐好转，予莫西沙星 + 阿莫西林克拉维酸钾抗感染，布地奈德 + 氨溴索 + 异丙托溴铵雾化吸入舒张支气管、改善通气，以及补液支持等治疗，11 月 8 日停用无创呼吸机辅助呼吸，11 月 10 日转入呼吸科普通病房继续给予抗感染、补液支持等治疗，11 月 14 日胸部 CT 复查结果见图 6-2，11 月 16 日好转出院。

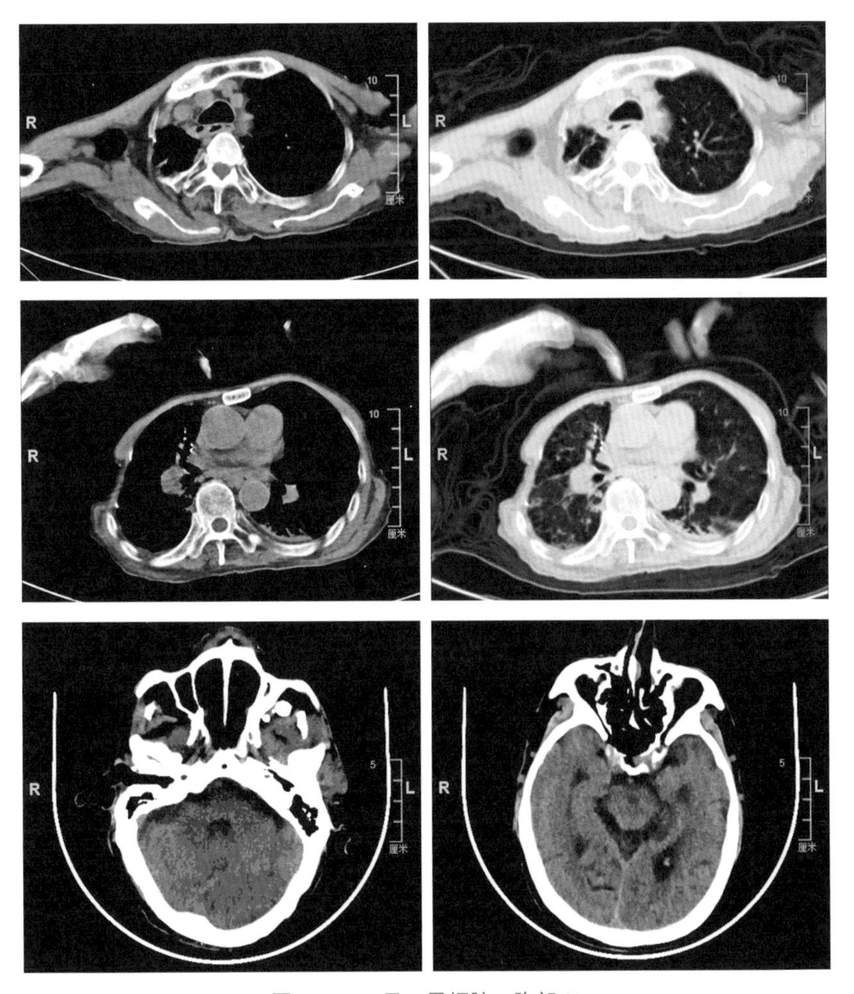

图 6-1　11 月 3 日颅脑 + 胸部 CT

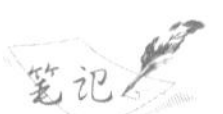

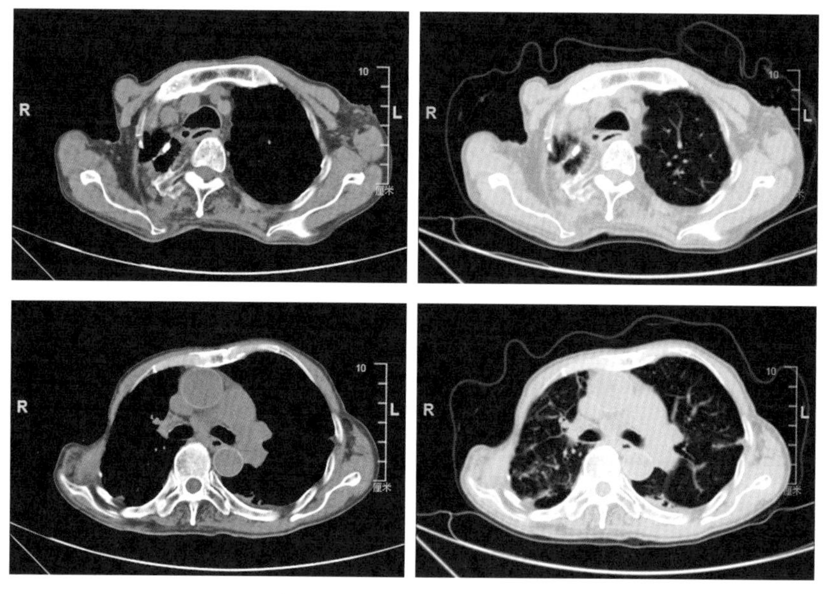

图 6-2　11 月 14 日胸部 CT

病例分析

该患者存在慢性阻塞性肺疾病（chronic obstructive pulmonary disease，COPD），在短期内出现持续恶化，并需改变 COPD 的常规用药，短期内咳嗽、气短和喘息等症状加重，并出现神志不清等精神症状，且缺氧需使用机械通气，慢性阻塞性肺疾病急性加重（acute exacerbation of chronic obstructive pulmonary disease，AECOPD）诊断明确。鉴于细菌感染在 AECOPD 病程中占据重要作用，抗菌治疗已成为治疗 AECOPD 的重要措施，该患者入院后早期使用莫西沙星 + 阿莫西林克拉维酸钾抗感染治疗，同时辅以雾化平喘、化痰、补液支持等治疗，最终脱机拔管，从 ICU 转入普通病房进行下一步治疗。

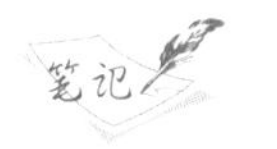

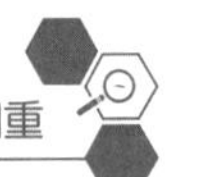

专家点评

COPD 急性加重期感染原主要是细菌和病毒，临床常见致病菌有流感嗜血杆菌、肺炎链球菌、卡他莫拉菌。需要机械通气的严重 COPD 患者可能存在革兰阴性肠杆菌和铜绿假单胞菌感染，抗菌治疗在 AECOPD 治疗中占据重要地位。关于 AECOPD 的治疗应符合患者的长期需求，以达到延缓疾病进展、缓解症状、改善运动耐受性、改善健康状况、防治并发症、防治急性加重和降低死亡率的目标。我们需重视患者的短期疗效，迅速缓解患者症状，改善肺功能、减少细菌负荷，减轻支气管炎症反应，加快 AECOPD 恢复速度，缩短恢复时间。另外，同时应关注患者的长期预后，减少 AECOPD 的发生，延长两次发作间期，延缓病情进展，改善患者的生活质量及减轻家庭、社会经济负担。

参考文献

1. 张瑶，陈丽娟，吴朔，等 . COPD 严重程度和氧化应激与气道中的超细颗粒物的相关性分析 . 重庆医学，2020，49（11）：1817-1820.
2. 丁艳艳，张永祥，薛磊，等 . 不同类别 COPD 患者的肺功能与生存状况的分析 . 医学临床研究，2020，37（5）：757-758.
3. 苏琳珠，林彬芬，易雄英 . 基于改良 DECAF 评分系统的干预模式在 AECOPD 无创机械通气患者中的应用 . 广东医学，2020，41（10）：1059-1063.
4. 胡蝶，陈凤玲，李文军，AECOPD 患者营养状况、氧化应激水平及与肺功能的相关性分析 . 解放军医药杂志，2020，32（5）：69-72.
5. 尹晶，陈文涛，郁毅刚 . 重症 COPD 患者 IL33/ST2 比值与血气指标，氧化应激反应程度的相关性分析 . 分子诊断与治疗杂志，2020，12（3）：305-308.
6. 耿蓄芳，邓芳 . 以家庭为单位的护理在 COPD 稳定期患者自我管理中的应用 . 中国护理管理，2020，20（6）：934-937.

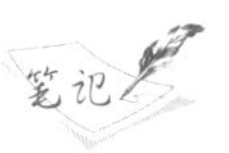

007 大面积脑梗死伴呼吸衰竭

病历摘要

患者，女，81 岁。主诉：头晕伴视物模糊 1 天，意识不清 22 小时。

[现病史]　患者于 2018 年 11 月 30 日 18 时无明显诱因突发头晕，伴双眼视物模糊，无恶心、呕吐，无四肢抽搐，无大小便失禁，无肢体活动障碍及感觉障碍，遂至当地医院就诊，颅脑 CT 提示未见脑出血等（未见报告），予对症治疗（具体治疗不详），当晚 20 时出现意识不清，复查颅脑 CT 示大面积脑梗死（未见报告）。为进一步治疗于 12 月 1 日转至我院，急诊行心电图提示心房颤动，颅脑 MRI + MRA 示右侧大脑半球大面积急性梗死，右侧颈内动脉、双侧大脑中动脉及右侧大脑后动脉重度狭窄或闭塞。予甘露醇脱水、改善脑循环等处理，鉴于病情危重，急诊拟“急性脑梗死、心房颤动等”

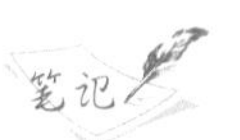

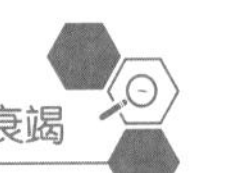

收入我科。患者目前神志不清，烦躁不安，精神差，未进食，未解大便，留置导尿状态，体重变化不详。

［既往史］ 既往有心房颤动病史数十年，未予抗凝治疗；既往有髋关节手术史、结肠手术史。否认其他系统疾病病史，否认吸烟、饮酒史，否认家族性、遗传性疾病史。

［入院查体］ 体温 36.5 ℃，脉搏 90 次 / 分，呼吸 20 次 / 分，血压 165/100 mmHg，神志模糊，烦躁不安，左侧瞳孔直径 5 mm，右侧瞳孔直径 4 mm，左侧对光反射迟钝。双肺呼吸音清，未闻及明显干、湿性啰音及胸膜摩擦音，心率 94 次 / 分，心律绝对不齐，第一心音强弱不等，未闻及心脏杂音及心包摩擦音，腹平软，肠鸣音正常。四肢可见不自主活动，左侧肌力较右侧差，左侧肢体无法离开床面，右下肢肌张力稍高，余肢体张力正常，肌力无法配合检查，双侧膝腱反射对称引出，双侧 Babinski 征（+），脑膜刺激征（–）。

［辅助检查］ 2018 年 12 月 1 日于我院急诊行心电图检查提示心房颤动。颅脑 MRI 平扫示右侧大脑半球大面积急性梗死；老年脑、脑白质疏松、脑白质内多发缺血灶；双侧基底节区、左侧枕叶及左侧小脑半球陈旧性梗死（图 7-1）。颅脑 MRA 示脑动脉硬化，其中右侧颈内、双侧大脑中动脉及右侧大脑后动脉重度狭窄或闭塞。

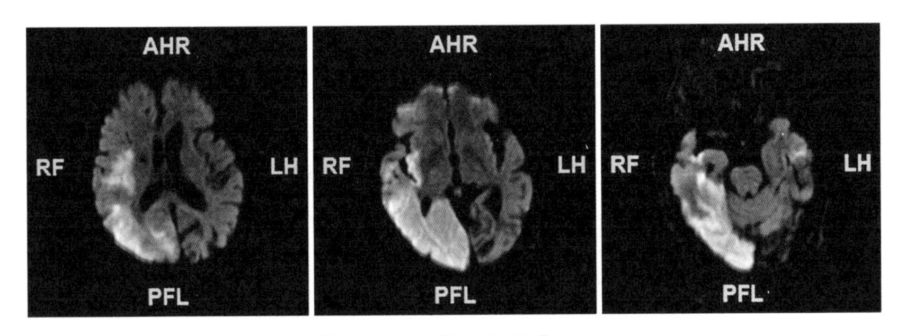

图 7-1　12 月 1 日颅脑 MRI

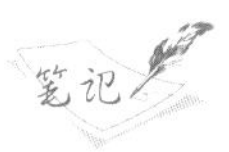

［诊断］ ①右侧大脑半球大面积脑梗死；②右颈内动脉闭塞；③双侧大脑中动脉闭塞；④右侧大脑后动脉狭窄；⑤心房颤动。

［治疗过程］ 入院后完善检查。血常规：白细胞计数 7.73×10^9/L，红细胞计数 4.19×10^{12}/L，血红蛋白 107 g/L，血小板计数 148×10^9/L。生化：白蛋白 31.98 g/L，直接胆红素 4.77 μmol/L，间接胆红素 13.46 μmol/L，天冬氨酸转氨酶 20.28 U/L，丙氨酸转氨酶 8.55 U/L，钾 3.37 mmol/L，总钙 2.03 mmol/L。凝血全套：凝血因子Ⅷ活性 209.4%。乙肝六项：乙肝表面抗原（+），乙肝 e 抗体（+），乙肝病毒核心抗体（+）。B 型脑钠肽：435.95 pg/mL；全血乳酸：1.32 mmol/L；糖化血红蛋白测定（色谱法）：糖化血红蛋白 6.4%，超敏肌钙蛋白、肿瘤四项、红细胞沉降率、尿常规、粪便常规正常。心电图示心房颤动。颅脑 MRI 平扫示右侧大脑半球大面积急性梗死；老年脑、脑白质疏松、脑白质内多发缺血灶；双侧基底节区、左侧枕叶及左侧小脑半球陈旧性梗死；颅脑 MRA 示脑动脉硬化，其中右侧颈内、双侧大脑中动脉及右侧大脑后动脉重度狭窄或闭塞。心脏彩超：左房、右房增大；轻度肺动脉高压；升主动脉增宽；主动脉瓣局部钙化并主动脉瓣微量反流；三尖瓣中度反流、二尖瓣轻度反流。12 月 2 日复查颅脑 + 胸部 CT（图 7-2）：右侧大脑半球大面积梗死，左侧枕叶及小脑半球软化灶，双侧基底节区多发陈旧性腔梗，脑萎缩，双侧脑室旁髓质多发缺血灶；前纵隔占位性病变，建议行增强检查；双侧少量胸腔积液（左侧包裹性胸腔积液），并两肺下叶膨胀不全，两肺散在增生、条索灶；主动脉、冠状动脉粥样硬化。肝囊肿可能。入院后予甘露醇脱水降颅内压、氯吡格雷抗血小板、低分子肝素抗凝、阿托伐他汀稳定斑块、促醒、改善脑循环、控制心室率、营养支持、补充白蛋白等对症治疗；12 月 4 日患者体温升至 38.4 ℃，细菌痰涂片：

笔记

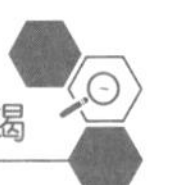

发现革兰阳性球菌及革兰阴性杆菌；血常规 + CRP：CRP 174.22 mg/L，白细胞计数 14.30×10^9/L，中性粒细胞百分比 87.0%，予哌拉西林钠他唑巴坦钠抗感染，当日患者血氧饱和度低，予以气管插管接呼吸机辅助通气；12 月 8 日复查颅脑 + 胸部 CT：①右侧大脑半球大面积梗死，梗死范围稍增大，水肿减轻；脑萎缩，脑内多发缺血灶，双侧基底节区多发陈旧性腔梗，左侧枕叶及小脑半球软化灶；②双侧胸腔及左侧叶间裂积液减少，两肺炎症略增多；主动脉及冠脉粥样硬化；肝囊肿可能；前纵隔占位性病变。于 12 月 11 日行气管切开；经治疗后患者病情尚稳定，体温正常、外周血白细胞计数下降，已撤离呼吸机，12 月 16 日家属经商量后决定转当地医院继续治疗。

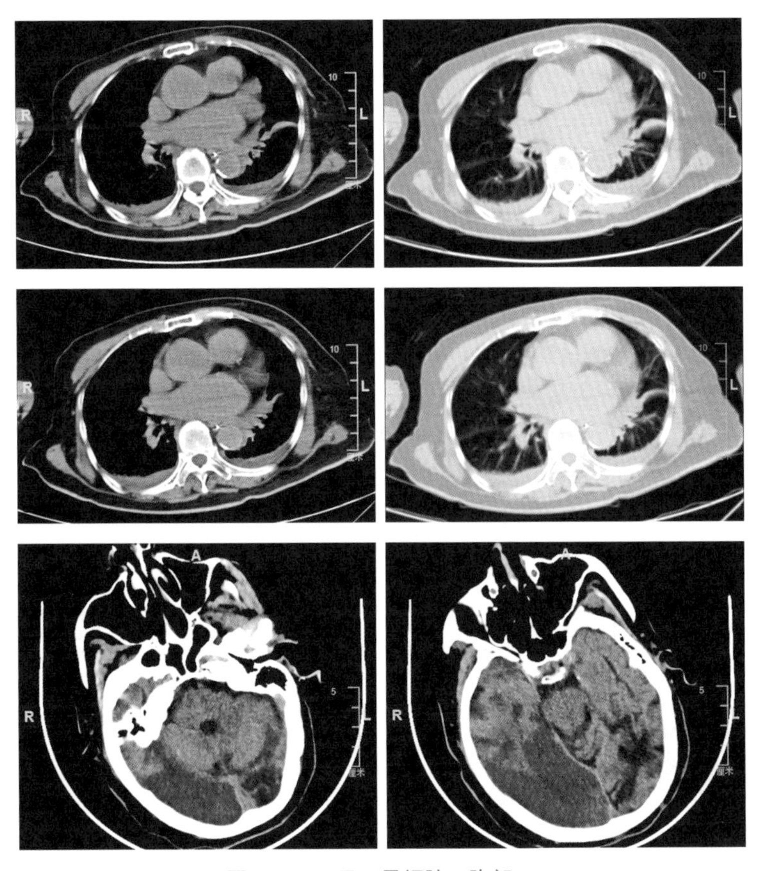

图 7-2 12 月 2 日颅脑 + 胸部 CT

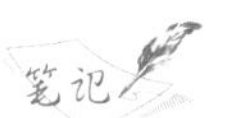

病例分析

脑梗死好发于50～60岁以上人群，常发生在合并动脉粥样硬化、高血压、风湿性心脏病、冠心病或糖尿病等基础疾病，以及有吸烟、饮酒史的患者中。约25%的患者发病前有短暂性脑缺血发作病史。起病前多有前驱症状，表现为头痛、头晕、眩晕、短暂性肢体麻木、无力。起病一般较缓慢，患者多在安静和睡眠中起病。多数患者经几小时甚至1～3天症状最严重。脑梗死发病后多数患者意识清醒，少数患者可有程度不同的意识障碍，一般生命体征无明显改变。如果大脑半球较大面积梗死、缺血、水肿，可影响间脑和脑干的功能，起病后不久即出现意识障碍，甚至脑疝、死亡。如果发病后即有意识不清，要考虑椎–基底动脉系统脑梗死。大面积脑梗死是指大脑中动脉2/3的梗死，伴或不伴大脑前动脉或后动脉的梗死。原发性大面积脑梗死的发病率大约为（10～20）/10万，死亡率较高，引起死亡的原因常是脑疝的形成。本例患者存在心房颤动病史，且未接受抗凝治疗，为脑梗死高危人群。入院后按脑梗死治疗原则予甘露醇脱水降颅内压、氯吡格雷抗血小板、低分子肝素抗凝、阿托伐他汀稳定斑块、促醒、改善脑循环、控制心室率、营养支持、补充白蛋白等对症治疗。治疗过程中出现脑梗死常见并发症之一肺部感染，早期按院内感染性肺炎加用抗感染药物，并行气管切开方便气道管理，最终肺部感染得到有效控制。

专家点评

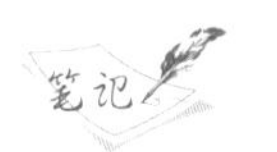

脑梗死常见的危险因素有高血压、糖尿病、高脂血症、吸烟等。

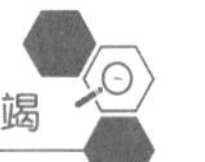

临床上应尽量早期发现、早期识别，以求在早期进行适当干预，防止病情进一步恶化。急性脑梗死的治疗原则是：①综合治疗及个体化治疗：在疾病发展的不同时间，针对不同病情、病因采取有针对性的综合治疗和个体化治疗措施。②积极改善和恢复缺血区的血液供应，促进脑微循环，阻断和终止脑梗死的病理进程。③预防和治疗缺血性脑水肿。④急性期应尽早使用脑细胞保护治疗，可采取综合性措施，保护缺血周边半暗带的脑组织，避免病情加重。⑤加强护理和防治并发症，消除致病因素，预防脑梗死再发。⑥积极进行早期、规范的康复治疗，以降低致残率。⑦其他：发病后 12 小时内最好不用葡萄糖液体，可用羟乙基淀粉（706 代血浆）或林格液加三磷腺苷、辅酶 A 及维生素 C 等，避免在急性期用高糖液体加重酸中毒和脑损伤。

参考文献

1. 赵丽春 . 老年脑梗死合并肺部感染的原因分析及预防对策 . 临床研究，2019，27（11）：1-2.
2. 钟亚兰 . 试论急性脑梗死患者并发肺部感染的危险因素 . 全科口腔医学杂志（电子版），2020，7（4）：126，128.
3. 刘焕，田海娃，李国会，等 . 老年脑梗死并发肺部感染病原菌耐药性与影响因素 . 中华医院感染学杂志，2020，30（3）：354-357.
4. 杨巍 . 老年急性脑梗死并发肺部感染患者预后的影响因素 . 健康之友，2020（5）：94.
5. 张春花 . 分析脑梗死患者长期卧床肺部感染病原菌与影响因素 . 特别健康，2020（13）：237.
6. 朱网明，崔春霞 . 急性脑梗死并发肺部感染患者预后及危险因素分析 . 中国微生态学杂志，2020，32（5）：563-565，569.
7. 闫秀娟 . 分析高龄重症脑梗死并发肺部感染患者致病因素及临床治疗疗效 . 饮食保健，2020，7（6）：74.
8. 杨欣 . 大面积脑梗死患者如何采取治疗 . 特别健康，2020（13）：74.
9. 冯利，许文俊 . 标准化护理对预防脑梗死患者肺部感染的效果研究 . 临床医学工程，2020，27（5）：669-670.

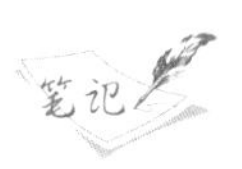

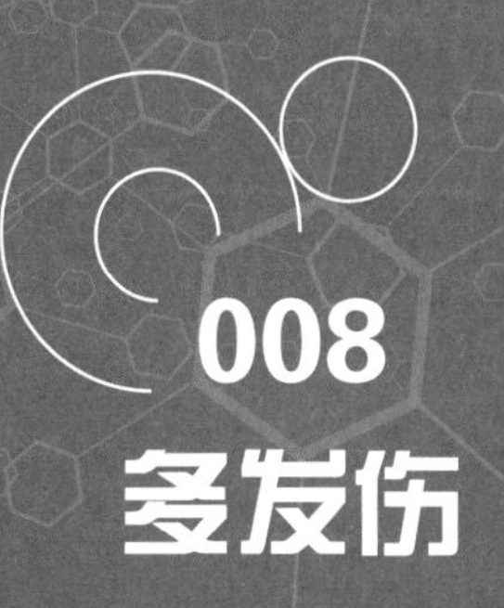

008 多发伤

病历摘要

患者，男，52 岁。主诉：突发晕倒、肢体活动障碍 10 天，发热 7 天。

[现病史] 患者于 1 月 18 日夜间 19 时左右行走时被小轿车撞伤（具体情况不详），约半小时后被送至上饶县某医院，急诊行 CT 检查提示顶叶蛛网膜下腔少量出血、多发性骨折、肺挫伤等，入院后患者血压低，复查血红蛋白下降，考虑腹腔出血，急诊行剖腹探查术，术中行脾切除术（具体情况不详），术后当天拔除气管插管，此后患者意识模糊，咳嗽无力，痰不易咳出，伴发热，以低热为主，于 1 月 21 日开始进食少许流质，但术后患者未通气排便，1 月 24 日

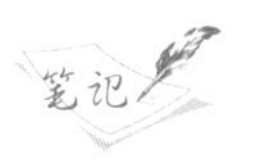

患者出现嗜睡，复查 CT 提示顶叶蛛网膜下腔少量出血，肺不张、胸腔积液、多发性骨折等，鉴于病情危重，家属为求进一步治疗转入我院。自起病以来，患者意识模糊，已进食少许流质，尿量可，大便未解，体重变化不详。

[既往史] 既往有痛风病史 4 年余，不规律口服塞来昔布。其他无特殊。否认其他系统疾病病史，否认吸烟、饮酒史，否认家族性、遗传性疾病史。

[入院查体] 体温 36.6 ℃，血压 121/88 mmHg，SPO_2 98%（鼻塞给氧 5 L/min），意识模糊，面部皮肤散在擦伤，左侧腹部皮肤可见大片青紫、擦伤。双侧瞳孔不等大，左侧 3 mm，右侧 2.5 mm，对光反射灵敏。双肺呼吸音粗，左下肺呼吸音弱，心律齐，腹部手术切口覆盖敷料，腹部稍膨隆，腹软，全腹轻压痛，无反跳痛，肠鸣音未闻及，骨盆可见外固定架，肌力查体不配合，生理反射存在，病理反射未引出。

[辅助检查] 2019 年 1 月 18 日上饶县某医院 CT 示顶部头皮软组织挫伤，考虑顶叶蛛网膜下腔少量出血，左肺挫伤，左侧少许气胸，胸腔微量积液；左胸第 3 肋骨骨折，左胸第 6、7 肋骨骨裂，T_7 椎体压缩性骨折（横向断裂），胸、腰椎骨质增生；考虑右肝内小胆管小结石，脾外缘少量积液征象；L_5 左侧横突、S_1 左侧骶翼骨折，左髂骨后下部骨折、双侧耻骨及联合、坐骨多处骨折，并周围肌群肿胀。1 月 23 日复查 CT 提示顶部头皮软组织挫伤，考虑顶叶蛛网膜下腔少量出血，右侧枕顶叶小斑片状稍低密度影，腔隙性脑梗死可疑；两肺挫伤征象，伴左侧少量气胸，双侧胸腔积液，左胸第 3 肋骨骨折，左胸第 6、7 肋骨骨裂，T_7 椎体压缩性骨折（横向断裂），胸腰椎骨质增生；L_5 两侧横突骨折，考虑右肝内小胆管小结石，脾缺如呈术

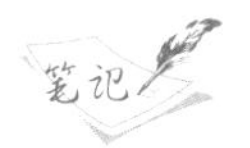

后改变。

[诊断] ①多发性骨折（胸椎、腰椎、肋骨、骨盆）；②肺部感染；③创伤性脾破裂（术后）；④创伤性蛛网膜下腔出血；⑤双侧胸腔积液；⑥软组织损伤。

[治疗过程] 入院后予拆除胸带，减少胸部束缚，鼓励患者咳嗽、咳痰，加强气道湿化，保持气道通畅；患者血细胞计数偏高，中性粒细胞百分比高，胸部CT提示两下肺实变，予哌拉西林他唑巴坦抗感染治疗；脾切除术后第6天，予加强通便处理；予补液、维持水电解质及酸碱平衡、镇痛、双下肢气压治疗预防深静脉血栓形成等对症支持处理；1月25日遵骨科会诊意见行颅脑、胸部CT（图8-1）+三维重建示左额叶小灶性出血可能；右枕叶低密度影（挫伤？脑梗死？），少许脑室积血，右侧基底节区及双侧侧脑室旁腔梗、缺血灶；颈椎退变。C_7双侧横突骨折。两肺胸膜下渗出、实变，左肺下叶支气管不通畅（黏液栓？），左侧胸腔少量积液。T_7椎体、左侧第2～7肋骨骨折；T_8椎体可疑骨折。脾区积液。1月31日因血小板计数升高，遵血液科会诊意见予阿司匹林抗血小板聚集。2月1日生命体征平稳，转回当地医院（患者双下肢入当地医 J89 院时可抬离床面，1月28日肌力Ⅲ～Ⅳ级）。

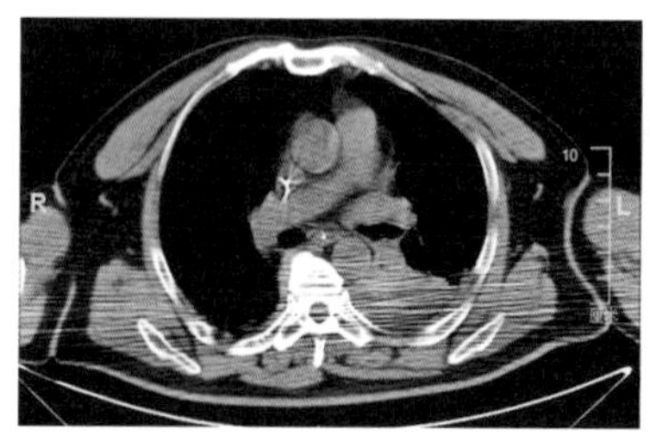
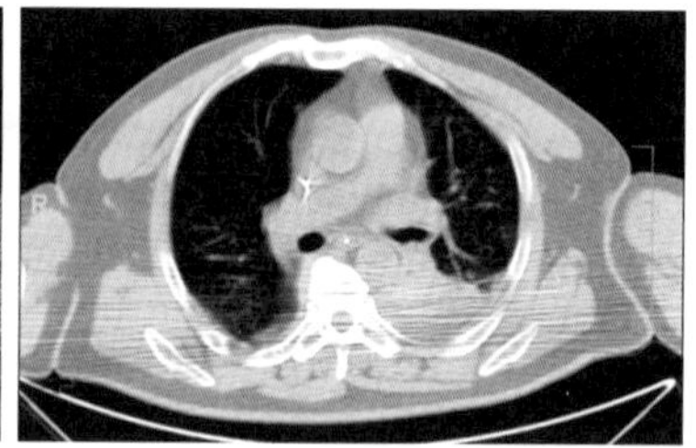

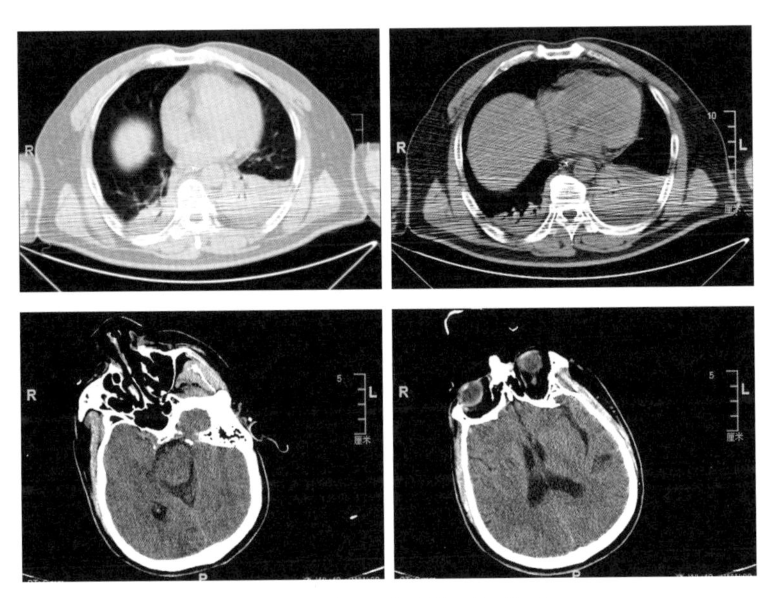

图 8-1　1 月 25 日颅脑 + 胸部 CT

病例分析

多发伤是指同一致伤因素同时或相继造成一个以上部位的严重创伤。多发伤组织、脏器损伤严重，死亡率高。现场救护要特别注意呼吸、脉搏及脏器损伤的判断，防止遗漏伤情。该患者存在明确车祸外伤史，入院 CT 提示多发性骨折、创伤性脾破裂（术后）、创伤性蛛网膜下腔出血、双侧胸腔积液及软组织损伤。该病例符合多发伤的临床特点：①伤情变化快、患者死亡率高。由于多发伤严重影响机体的生理功能，此时机体处于全面应激状态，多个部位创伤的相互影响很容易导致伤情迅速恶化，出现严重的病理生理紊乱而危及生命。②伤情严重、患者休克率高。多发伤伤情严重、伤及多处、损伤范围大、出血多，甚至可直接干扰呼吸和循环系统功能而威胁生命。③伤情复杂、容易漏诊。多发伤的共同特点是受伤部位多、伤情复杂、明显外伤和隐蔽性外伤同时存在、开放伤和闭合伤

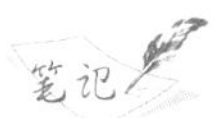

同时存在，而且大多数伤员不能述说伤情。④伤情复杂、处理矛盾。多发伤由于伤及多处，往往都需要手术治疗，但在手术顺序上还存在矛盾。如果没有经验，就不知从何下手。此时医务人员要根据各个部位伤情、危险程度、累及脏器不同和组织深浅来决定手术部位的先后顺序，以免错过抢救时机。

专家点评

多发伤的含义目前国内外尚无统一标准，均指危及生命的严重损伤，在损伤程度、抢救治疗、并发症及预后等方面都有特殊性，但没有明确的损伤解剖部位及损伤严重程度的统一量化标准，无法进行比较，且争议较多。1993 年 10 月中华创伤学会首届全国多发伤学术会议对多发伤定义讨论达成以下共识：①多发伤是与单发伤（isolated injury）相对而言；②单一致伤因素造成的 2 个或 2 个以上解剖部位的损伤称为多发伤；③多发伤严重程度视损伤严重程度评分（Injury Severity Score，ISS）而定，凡 ISS ＞ 16 分者定为严重多发伤，如此既有解剖部位的规定又有严重程度的量化标准；④单一解剖部位的多处损伤不应使用“多发伤”一词，必须冠以解剖部位命名，如“腹部多脏器伤”“多发骨关节损伤”等。对于多发伤病例的救治原则为：①先处理后诊断、边处理边诊断；②可迅速致死而又可逆转的严重情况先处理。

参考文献

1. 余彪 . 谈谈严重多发伤在急诊科的救治原则 . 健康大视野，2020（12）：223.
2. 李洪臣 . 车祸致严重多发性创伤患者的急救治疗效果 . 中国保健营养，2020，

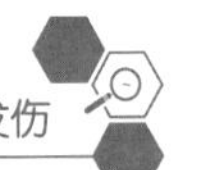

30（23）：313.

3. 陈海湛，陈玉生，高海军，等．急诊治疗中多发伤患者的危险因素与急救策略的研究．中国现代药物应用，2020，14（14）：7-10.
4. 黄曼，黄蔚萍，任冬梅，等．团队工作模式在严重多发伤患者救治中的临床价值．中国急救复苏与灾害医学杂志，2020，15（5）：540-543.
5. 吴苏宁．一体化创伤急救模式在严重多发伤患者救治中的应用效果观察．当代医学，2020，26（18）：138-140.
6. 满文浩．一体化创伤救治在多发伤伴创伤性失血性休克患者急诊抢救中的应用效果．中华灾害救援医学，2020，8（5）：294-295，298.

笔记

009 脑出血合并重症肺炎

病历摘要

患者，男，63 岁。主诉：突发晕倒、肢体活动障碍 10 天，发热 7 天。

［现病史］ 患者家属诉患者于 9 月 8 日夜间 20 时上厕所时突发晕倒在地，当时意识尚清，能言语，四肢不能活动，无抽搐、口吐白沫，由救护车送往抚州市某人民医院，2 小时后出现呕吐胃内容物，伴左侧偏瘫，意识不清，行 CT 提示右侧丘脑出血破入脑室系统并蛛网膜下腔出血，于该院神经内科住院治疗，具体诊疗经过不详。9 月 11 日出现发热，无寒战，无咳嗽、咳痰，最高体温 38.6 ℃，复查 CT 提示右侧丘脑血肿稍大，灶周水肿稍进展，两肺炎症、实变、渗出，左侧尤甚，考虑肺部感染，于 9 月 13 日转重症监护室治疗，予气管

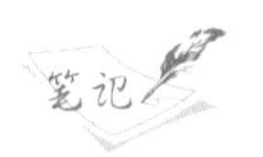

插管接呼吸机辅助呼吸、美罗培南抗感染、化痰等治疗，体温高峰有所下降，但仍有发热，无法脱机，考虑病情危重，于2018年9月18日转入我院，病程中，患者大小便正常，体重无明显增减。

［既往史］ 既往无特殊，否认其他系统疾病病史，否认吸烟、饮酒史，否认家族性、遗传性疾病史。

［入院查体］ 体温39.1 ℃，脉搏110次/分，呼吸29次/分，血压152/90 mmHg，SpO_2 94%（SIMV模式，FiO_2 50%），镇静状态，双侧瞳孔等大正圆，对光反射存在，双肺呼吸音粗，两下肺可闻及干、湿性啰音。心率110次/分，心律齐，心音正常，腹部平坦，肠鸣音弱。双下肢无水肿，双侧膝腱反射对称引出，左侧Babinski征（–），右侧未引出。脑膜刺激征（–）。

［辅助检查］ 2018年9月17日外院CT提示右侧丘脑血肿稍大，灶周水肿稍进展，右侧丘脑脑出血破入脑室系统并蛛网膜下腔出血，双侧基底节区、放射冠区多发慢性缺血灶。两肺实变、渗出，左侧尤甚，考虑感染性病变并双侧胸膜肥厚。

［诊断］ ①丘脑出血；②蛛网膜下腔出血；③双侧肺部感染；④呼吸衰竭；⑤高血压；⑥脑梗死后遗症。

［治疗过程］ 入院后急诊行纤支镜检查示隆突锐利、居中，气管及两肺各叶、段支气管黏膜光滑，左侧管腔内有少许黄色脓性分泌物，反复吸引痰液后，见管腔通畅，未见痰栓堵塞及活动性出血。予舒普深联合莫西沙星抗感染，加强湿化及机械排痰，予体位引流、定期肺复张，异甘草酸镁护肝，肠内营养支持，补充白蛋白等治疗，9月22日患者呼吸机参数下调，予脱机，9月23日复查胸部+颅脑CT（图9-1）：右侧丘脑出血，脑室及蛛网膜下腔积血。考虑两肺感染、实变，左肺为著。与2018年9月23日CT片比较，9月29日

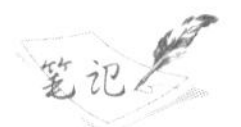

复查胸部CT示左肺感染有所好转；右肺下叶炎症并轻度支气管扩张；纵隔多发增大、肿大淋巴结。9月30日好转出院。

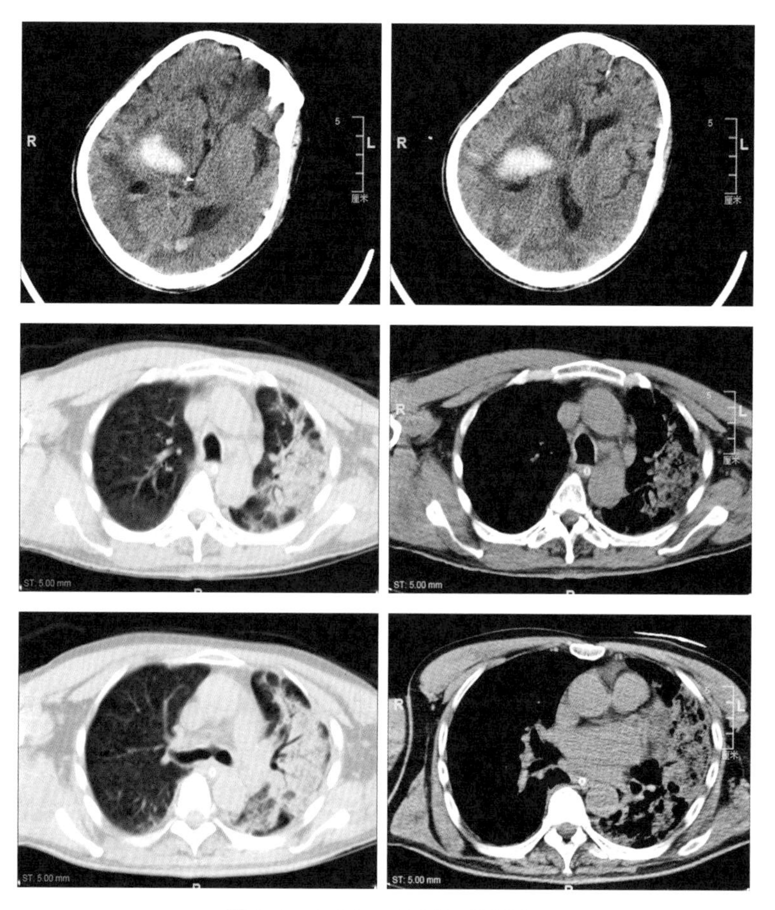

图 9-1　9 月 23 日颅脑 + 胸部 CT

病例分析

脑出血患者多有不同程度的偏瘫和失语等神经功能障碍，长期卧床、咳嗽能力差、气道分泌物清除能力差、免疫力低下等因素，导致肺部感染成为脑出血的常见并发症之一。该病例出血部位为右侧丘脑、脑室系统及蛛网膜下腔，发病后患者神志不清，在发病后的第

笔记

2天已出现发热症状，且肺部影像学检查提示肺部感染，因此诊断明确。针对此类患者，在治疗脑出血原发病的基础上，控制感染是治疗过程中的重要组成部分。患者入院时痰多，咳嗽能力极差，入院后积极行纤支镜吸痰处理，同时留置病原学标本。考虑患者为院内感染所致肺炎，且在外院经历10余天治疗效果欠佳，病原菌为革兰阴性杆菌可能性大，因此，入院后经验性予头孢哌酮钠舒巴坦钠联合莫西沙星抗感染，加强湿化及机械排痰，同时行机械通气、体位引流、定期肺复张等处理。最终取得较好治疗效果。

专家点评

脑出血由于神经功能的受损，可以出现一系列的并发症，肺部感染是脑出血后的常见并发症之一，部分肺部感染易发展为重症肺炎。重症肺炎判定标准，包括2项主要标准和9项次要标准。符合下列1项主要标准或≥3项次要标准者即可诊断。主要标准：①气管插管需要机械通气；②感染性休克积极液体复苏后仍需要血管活性药物。次要标准：①呼吸≥30次/分；② $PaO_2/FiO_2 \leq$ 250 mmHg；③多肺叶浸润；④意识障碍和（或）定向障碍；⑤血尿素氮≥20 mg/dL；⑥白细胞减少症（WBC $< 4 \times 10^9$/L）；⑦血小板减少症（PLT $< 100 \times 10^9$/L）；⑧体温降低（中心体温＜36 ℃）；⑨低血压需要液体复苏。重症肺炎的诊断标准较为复杂。在美国感染病学会（Infectious Diseases Society of America，IDSA）/美国胸科学会（American Thoracic Society，ATS）标准上进行一定的简化，中国2015年成人社区获得性肺炎（community-acquired pneumonia，CAP）指南采用新的简化诊断标准：符合下列1项主

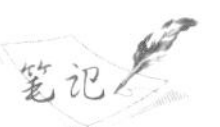

要标准或≥ 3 项次要标准者可诊断为重症肺炎，需密切观察、积极救治，并建议收住监护病房治疗。主要标准：①气管插管需要机械通气；②感染性休克积极体液复苏后仍需要血管活性药物。次要标准：①呼吸＞ 30 次 / 分；② PaO_2/FiO_2 ＜ 250 mmHg；③多肺叶浸润；④意识障碍和（或）定向障碍；⑤血尿素氮≥ 7 mmol/L；⑥低血压需要积极的液体复苏。

参考文献

1. 黄荣丽，王杰．经验用药治疗老年院内获得性肺炎的临床效果．临床合理用药杂志，2018，11（24）：66-68.
2. 朱宗红，黄叶莉．脑出血合并肺部感染的护理．检验医学与临床，2013（19）：2623-2624.
3. 田英，赵小玉，神经内科综合护理干预对脑出血并发症发生率的影响探究．养生保健指南，2019（49）：191.
4. 李旷怡，马锦防，吴智鑫，等．急性脑卒中患者并发重症肺炎的危险因素及病原菌分析．中国医药导报，2020，17（19）：101-104.

笔记

010
重症急性胰腺炎

病历摘要

患者，男，48 岁。主诉：腹痛伴恶心、呕吐 2 天。

[现病史]　患者自诉 2 天前（2019 年 1 月 15 日）晚 21 时左右进食油腻食物后突发上腹部疼痛，伴恶心、呕吐 1 次，呕吐物为胃内容物，无呕血、腹泻、畏寒、发热等不适，至高安市某医院就诊。查血脂示三酰甘油（triglyceride，TG）20.91 mmol/L，腹部 CT 提示急性胰腺炎可能，当地医院予胃肠减压、禁食、抑酸、抑酶等对症治疗后患者腹痛症状未见明显好转，出现胸闷气憋，为求进一步诊治于 2019 年 1 月 17 日转入我院，急诊行胸部 + 腹部 CT 示急性胰腺炎，脂肪肝，双侧少量胸腔积液并两肺膨胀不全。胰腺功能：淀粉酶 273.20 U/L，脂肪酶 784.00 U/L，胰淀粉酶 235.11 U/L，请我科会

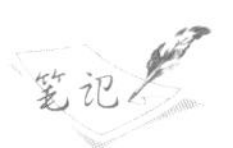

诊后考虑病情危重，拟“急性胰腺炎”收入住院。患者自起病以来精神、睡眠差，禁食，大便未解，小便正常，体重无明显增减。

[既往史] 患者既往体健，为工人，否认其他系统疾病病史，否认吸烟、饮酒史，否认家族性、遗传性疾病史。

[入院查体] 体温 37.7 ℃，脉搏 118 次 / 分，呼吸 23 次 / 分，血压 112/57 mmHg，SpO_2 91%（面罩给氧，5 L/min）神志清楚，表情痛苦，瞳孔等大等圆，腹部膨隆，腹肌紧，全腹有压痛、反跳痛，未触及肿块，Murphy 征（–），肝、脾脏肋下未触及。肝区、肾区无叩痛，腹部叩诊鼓音，移动性浊音（–）。肠鸣音未闻及（听诊 3 分钟），双下肢无水肿。

[辅助检查]

1）实验室检查。2019 年 1 月 16 日高安市某医院血脂检查：TG 20.91 mmol/L，高密度脂蛋白胆固醇 2.12 mmol/L，低密度脂蛋白胆固醇 0.94 mmol/L。2019 年 1 月 17 日我院胰腺功能：淀粉酶 273.20 U/L，脂肪酶 784.00 U/L，胰淀粉酶 235.11 U/L。

2）影像学检查。全腹 + 胸部 CT（图 10-1）：急性胰腺炎，腹盆腔少量积液；脂肪肝；双侧少量胸腔积液并两肺膨胀不全。

[诊断] ①急性胰腺炎；②高脂血症；③脂肪肝；④胸腔积液（双侧）。

[治疗过程] 入院后给予禁食、胃肠减压、兰索拉唑抑酸、醋酸奥曲肽抑酶、哌拉西林他唑巴坦抗感染、那屈肝素抗凝、芒硝敷脐、大黄灌肠通便及补液扩容等治疗，行 CRRT 治疗降脂去除病因。1 月 18 日患者在面罩高流量给氧条件下，仍感胸闷，呼吸困难，最低 SpO_2 47%，血气分析提示 PaO_2 52 mmHg，行经口气管插管术，插管过程中吸出较多白色黏稠痰，连接呼吸机辅助呼吸 [压力支持通气（PSV）模式，呼气末正压（PEEP）8.0 cmH_2O，FiO_2 80%）]。1 月 19 日因患者腹胀明显，腹部彩超示腹水，行腹腔穿刺置管引流

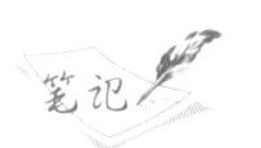

术；1 月 21 日因患者反复高热，炎症指标高，考虑哌拉西林他唑巴坦钠抗感染效果欠佳，改用比阿培南抗感染，置入鼻空肠管，予少量肠内营养维持肠道菌群稳定；1 月 23 日脱机拔管。1 月 22 日复查胸部 + 全腹 CT（图 10-2）：与 2019 年 1 月 17 日 CT 片对照，胰周渗出、积液稍增多，腹盆腔积液略减少。脂肪肝。两肺炎症、实变，与 2019 年 1 月 17 日 CT 片对照，双侧胸腔积液并两肺节段性实变增多。患者仍反复发热，1 月 25 日行中心静脉压（central venous pressure，CVP）导管尖端细菌培养及鉴定、药敏试验、涂片：细菌为缓慢葡萄球菌，根据药敏试验结果，加用左氧氟沙星抗感染，2019 年 1 月 26 日肝胆胰脾 MRI 平扫 +MRI 胰胆管成像（magnetic resonance cholangiography，MRCP）（图 10-3）：急性胰腺炎伴胰周大片渗出、积液。脂肪肝，脾内多发异常信号结节。左肾囊肿。1 月 28 日转入肝胆外科继续行支持治疗，1 月 31 日行 CT 引导下腹腔穿刺引流，2 月 14 日出院。治疗期间部分实验室检查结果见表 10-1。

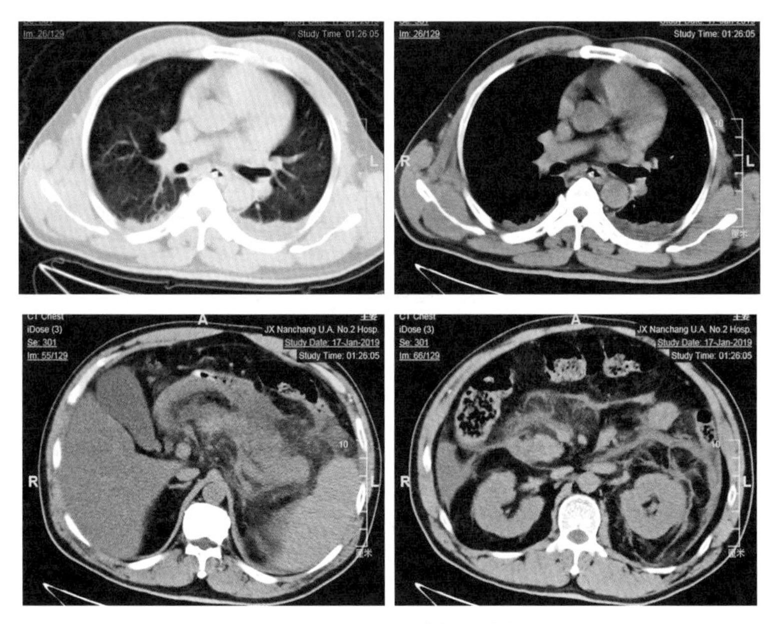

图 10-1　1 月 17 日胸部及腹部 CT

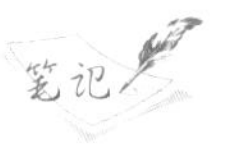

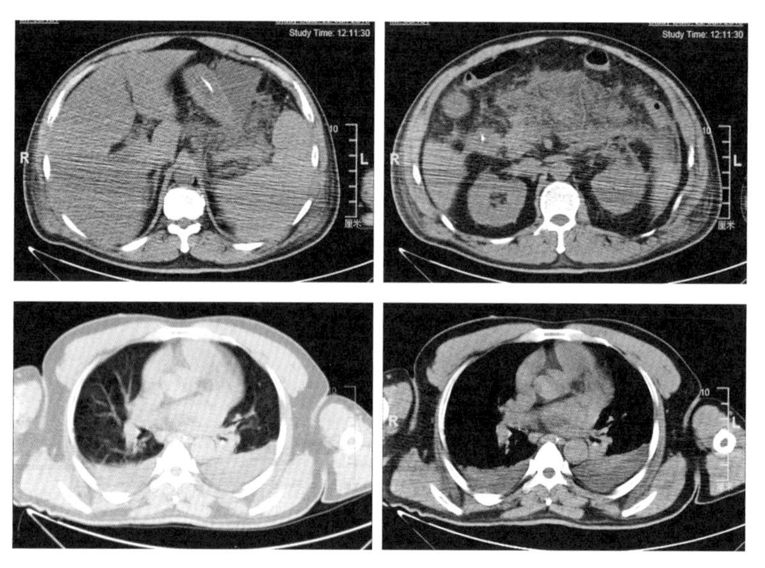

图 10-2　1 月 22 日胸部及腹部 CT

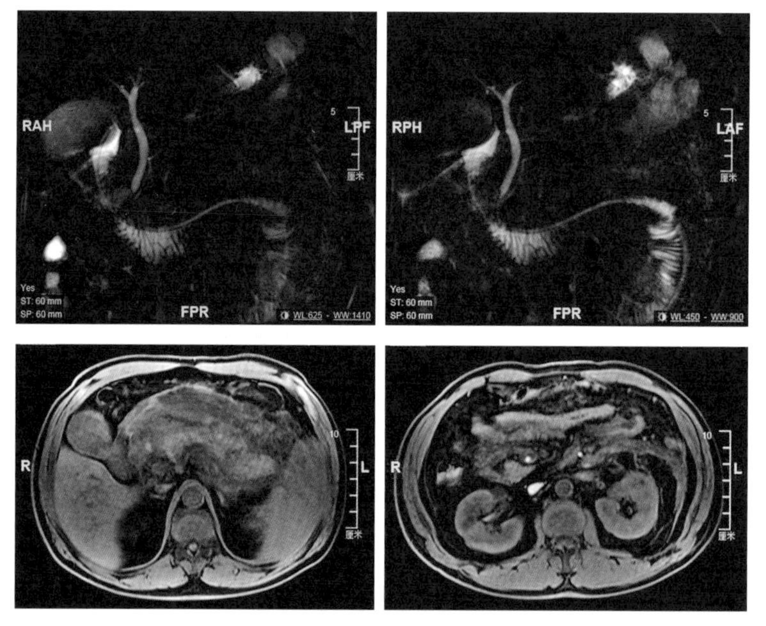

图 10-3　1 月 26 日肝胆胰脾 MRI 平扫 +MRCP

笔记

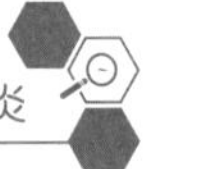

表 10-1 治疗期间部分实验室检查

项目＼日期	1月17日	1月19日	1月20日	1月21日	1月23日	1月26日	1月27日	1月28日
WBC/（$\times10^9$/L）	13.89	–	9.45	–	–	22.18	–	19.81
N/（%）	90.5	–	77.9	–	–	89.1	–	86.3
CRP/（mg/L）	＞200	–	–	–	–	116	–	–
PCT/（ng/mL）	7.15	–	–	–	–	–	–	126.8
淀粉酶/（U/L）	273.2	–	–	61.81	–	–	–	–
白蛋白/（g/L）	30.32	28.94	–	32.48	30.24	–	33.99	–
三酰甘油/（mmol/L）	20.91	–	–	–	–	–	–	–
肌酐/（μmol/L）	99.14	75.33	–	–	–	–	–	–

病例分析

目前认为高脂血症性急性胰腺炎与血胆固醇无关，与TG密切相关。血TG＞11.3 mmol/L或者TG在5.65～11.3 mmol/L波动且血清呈乳状，称为高三酰甘油血症型胰腺炎，血TG在1.7～5.65 mmol/L波动且血清呈乳状，称为伴高三酰甘油血症型胰腺炎。高脂血症的AP患者部分可无血尿淀粉酶的升高，临床诊断时必须注意。除了AP的常规治疗以外，本型AP治疗的关键在于降低血TG水平和改善胰腺微循环。针对该病例，我们早期使用血液净化治疗及降脂药物降低TG水平从而防止胰腺炎的进一步发展。针对早期出现的并发症（呼吸衰竭）予以及早纠正，给原发病治疗提供时间窗。早期禁食、胃肠减压、大黄通便、芒硝敷脐，使用抑酸、抑酶药物，行空肠置管恢复肠内营养，促进肠道功能恢复，预防肠道菌群移位，改善患者预后。

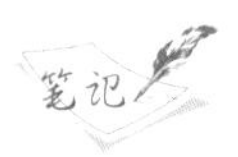

专家点评

急性重症胰腺炎是重症医学科常见疾病之一，系各种原因引起胰酶在胰腺内被释放、激活而发生胰腺组织自身消化的一种炎症性疾病。随着生活方式和饮食习惯的改变，高脂血症型急性胰腺炎在我国的发病率呈上升趋势。此类患者的血脂常显著升高，其中以异常的高三酰甘油血症为突出的表现。且常合并有高血压、糖尿病等基础疾病或有特殊病史，并且其发病可能与某些特殊饮食有关。高脂血症引起胰腺炎可能主要与游离脂肪酸（free fat acid，FFA）的作用有关。胰蛋白酶可水解 TG 为 FFA，在生理条件下，FFA 可与白蛋白结合，形成没有毒性的结合物；当 FFA 产生过多，使结合蛋白过饱和后，无法与其结合的 FFA 就可产生毒性，对胰腺组织造成损伤，从而导致胰腺炎。AHP 治疗的关键在于如何降低血 TG 的水平，血液净化是有效的治疗方法之一。此外，AHP 有较高的复发率，应强调重视长期控制血脂从而降低复发率。

参考文献

1. 郑冰峰，刘建生．胆源性急性胰腺炎与高脂血症性急性胰腺炎临床特点比较的研究进展．国际消化病杂志，2020，40（3）：157-160.
2. 彭正伟，蔡吉勇，张元福，等．MRI、MSCT 平扫对急性胰腺炎分级诊断价值分析．检验医学与临床，2020，17（11）：1568-1571.
3. 谢学文，费书珂．高脂血症性急性胰腺炎病因的研究进展．国际外科学杂志，2020，47（5）：342-346.
4. 安文慧，杨婧，何旭昶，等．高脂血症性急性胰腺炎的临床特征及其与脂代谢的关系．临床肝胆病杂志，2020，36（4）：860-864.
5. 李辉，贾文秀，李风华，等．急性胰腺炎发病机制研究．胃肠病学和肝病学杂志，2020，29（4）：379-383.

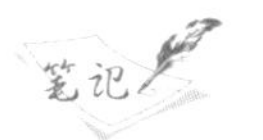

011
弥漫性肺栓塞静脉溶栓治疗

病历摘要

患者，男，68岁。主诉：胸闷、呼吸困难1周余，加重1天。于2018年2月11日入院。

[现病史] 患者家属代诉患者于约1周前无明显诱因出现胸闷、呼吸困难，偶伴咳嗽、咳痰，无畏寒、发热、寒战，无腹痛、腹胀，无恶心、呕吐。于当地卫生院就诊，给予抗感染等治疗（具体用药不详），症状未缓解，遂建议来我院进一步治疗，我院急诊科给予莫西沙星抗感染等治疗并完善肺部CTA检查，结果示广泛性肺动脉栓塞。考虑患者病情危重转入重症医学科。患者自发病以来，精神、食欲、睡眠欠佳，二便正常，体重无明显变化。

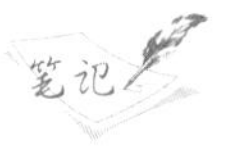

[既往史] 既往有高血压病史，其他无特殊。

[入院查体] 体温 36.7 ℃，脉搏 84 次 / 分，呼吸 20 次 / 分，血压 118/65 mmHg，SpO_2 85%（面罩给氧，10 L/min），神志清楚，全身皮肤黏膜无黄染，双肺叩诊清音，双肺呼吸音清，双肺未闻及明显干、湿性啰音及胸膜摩擦音。心前区无隆起，未见异常搏动，未触及震颤，无心包摩擦感，心界不大，心律齐，心音正常。P2 < A2，未见异常血管征，各瓣膜听诊区未闻及杂音及心包摩擦音，腹平软，无压痛、反跳痛。肠鸣音 4 次 / 分。双下肢无水肿。

[辅助检查]

1）实验室检查。血常规：白细胞计数 10.35×10^9/L，血小板 118×10^9/L，中性粒细胞百分比 86.3%。凝血功能：纤维蛋白原浓度 4.19 g/L，D- 二聚体 17.3 μg/mL。

2）影像学检查。2018 年 2 月 11 日我院肺动脉 CTA：广泛性肺动脉栓塞（图 11-1）。

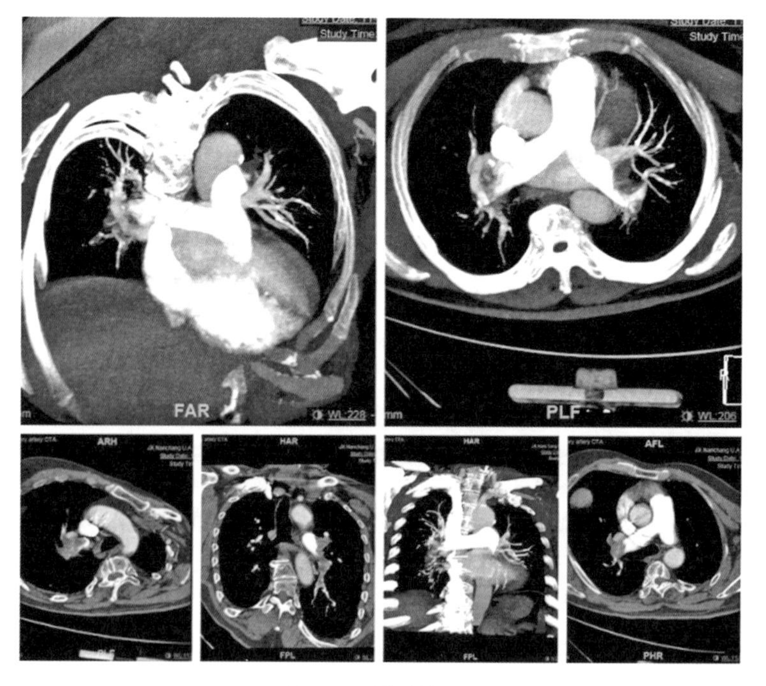

图 11-1 肺动脉 CTA

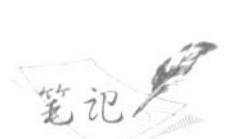

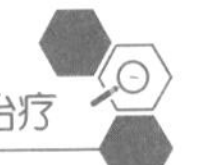

［诊断］ 肺动脉栓塞。

［治疗过程］ 入科后予以奥美拉唑抑酸护胃、阿替普酶 50 mg 加生理盐水 48 mL 微量泵泵入，泵入时间为 2 小时。溶栓后复查凝血功能提示：纤维蛋白原骤降，查全身未见明显出血点，予以补充冷沉淀因子。当日下午采用皮下肌注低分子肝素（4100 IU，每 12 小时 1 次）+ 口服华法林（2.5 mg，每天 1 次）联合抗凝，监测凝血功能，同时完善下腔静脉 CTV 未见明显异常。患者诉胸闷、气促较前明显好转，溶栓后第 2 天，无胸痛、咳血等不适，无肉眼血尿、黑便等，SpO_2 97%（面罩给氧，5 L/min），血压 135/70 mmHg，予以带利伐沙班出院。

2018 年 2 月 23 日患者来院复查 CT（图 11-2）。

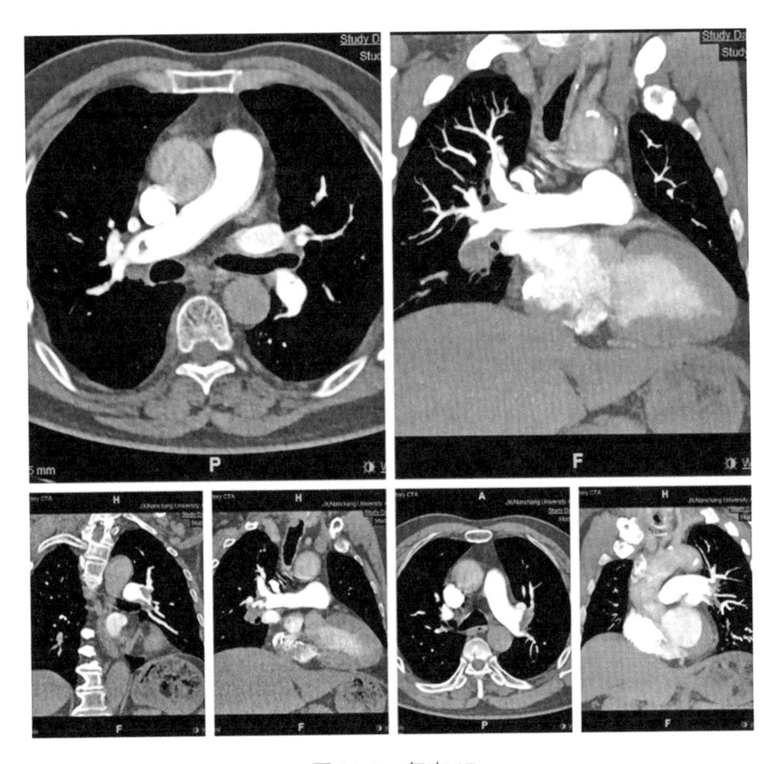

图 11-2 复查 CT

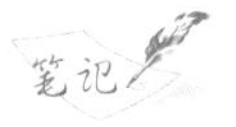

病例分析

虽然肺栓塞的血栓，部分甚至全部可自行溶解、消失，但经治疗的急性肺栓塞患者病死率比不治疗者低 5 ～ 6 倍，因此，一旦确定诊断，即应积极进行治疗，不幸的是能得到正确治疗的患者仅 30%。肺栓塞的治疗目的是使患者渡过危急期，缓解栓塞引起的心肺功能紊乱和防止再发；尽可能地恢复和维持足够的循环血量和组织供氧。对大块肺栓塞或急性肺心病患者的治疗包括及时吸氧、缓解肺血管痉挛、抗休克、抗心律失常、溶栓、抗凝及外科手术等治疗。对慢性栓塞性肺动脉高压和慢性肺心病患者，治疗主要包括阻断栓子来源，防止再栓塞，行肺动脉血栓内膜切除术，降低肺动脉压和改善心功能等。

溶栓疗法是药物直接或间接将血浆蛋白纤溶酶原转变为纤溶酶，迅速裂解纤维蛋白，溶解血块的方法；同时通过清除和灭活凝血因子Ⅱ、Ⅴ和Ⅷ，干扰血液凝血作用，增强纤维蛋白和纤维蛋白原的降解，抑制纤维蛋白原向纤维蛋白转变及干扰纤维蛋白的聚合，发挥抗凝效应。常用的溶栓药有：①链激酶（streptokinase，SK），是从丙组 β - 溶血性链球菌分离纯化的细菌蛋白，与纤溶酶结合形成激活型复合物，使其他纤溶酶原转变成纤溶酶。链激酶具有抗原性，至少 6 个月内不能再应用，作为循环抗体可灭活药物和引起严重的过敏反应。②尿激酶（urokinase，UK），是从人尿中获取或分离培养人胚肾细胞所得，无抗原性，直接将纤溶酶原转变成纤溶酶发挥溶栓作用。③阿替普酶（重组组织型纤溶酶原激活剂，rt-PA），是新型溶栓剂，用各种细胞系重组 DNA 技术生产，阿替普酶亦无抗原性，直接将纤溶酶原转变成纤溶酶，对纤维蛋白比 SK 或 UK 更具有

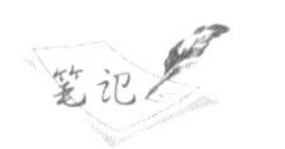

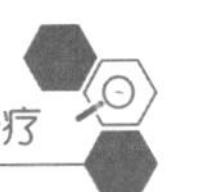

特异性（较少激活全身纤溶酶原）。

急性肺栓塞溶栓治疗的适应证：①大块肺栓塞（超过两个肺叶血管）；②肺栓塞的解剖学血管伴有血流动力学改变者；③并发休克和体动脉低灌注 [即低血压、乳酸酸中毒和（或）心排血量下降] 者；④原有心肺疾病的次大块肺栓塞引起循环衰竭者；⑤有症状的肺栓塞。

肺栓塞溶栓治疗的禁忌证如下。绝对禁忌证有：①近期活动性胃肠道大出血；②两个月内的脑血管意外、颅内或脊柱创伤或外科手术；③活动性颅内病变（动脉瘤、血管畸形、肿瘤）。相对禁忌证有：①未控制的高血压（收缩压≥ 180 mmHg，舒张压≥ 110 mmHg）；②出血性糖尿病，包括合并严重肾病和肝病者；③近期（10 天内）外科大手术、血管穿刺后不能通过压迫止血、器官活检或分娩；④近期大小创伤，包括心肺复苏；⑤感染性心内膜炎；⑥妊娠；⑦出血性视网膜病变；⑧心包炎；⑨动脉瘤；⑩左房血栓；⑪潜在的出血性疾病。

当代肺栓塞溶栓疗法已有很大进步，不仅安全、有效，而且治疗方案趋向简便和规范化，表现为不一定都必须做肺动脉造影确诊，治疗时间窗延长至 14 天，剂量固定或按体重给药，外周静脉 2 小时滴注，不做血凝指标监测，可在普通病房实施。因此，溶栓疗法应积极推广、普及。

病例特点：患者因胸闷、呼吸困难 1 周，加重 1 天入院，CTA 提示广泛性肺栓塞，D- 二聚体升高，肺栓塞诊断明确，现合并呼吸、循环衰竭，发病距今尚不足 14 天，有溶栓指征，详细询问患者家属病史，否认活动性内出血和近期自发性颅内出血病史，否认 2 周内大型手术，器官活检，或血管穿刺后不能通过压迫止血，否认缺血

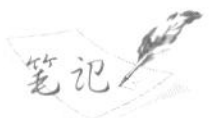

性脑卒中，胃肠道出血，严重创伤，神经外科或眼科手术，否认有难以控制的重度高血压，否认近期行心肺复苏等病史；详细告知患者家属溶栓风险，予以静脉溶栓治疗。

专家点评

血栓形成肺栓塞常是静脉血栓形成的合并症。栓子通常来源于下肢和骨盆的深静脉，通过循环到肺动脉引起栓塞。但很少来源于上肢、头部和颈部静脉。血流淤滞、血液凝固性增高和静脉内皮损伤是血栓形成的促进因素。因此，创伤、长期卧床、静脉曲张、静脉插管、盆腔和髋部手术、肥胖、糖尿病、避孕药或其他原因引起的凝血机制亢进等，容易诱发静脉血栓形成。早期血栓松脆，加上纤溶系统的作用，故在血栓形成的最初数天发生肺栓塞的危险性最高。

参考文献

1. 郭丹杰，陈红，吴淳，等 . 欧洲心脏病学会急性肺动脉栓塞诊断和治疗指南 . 中国医药导刊，2001，3（1）：26-44.
2. 杨佳，武建英，朱吉海，等 . 利伐沙班联合尿激酶治疗急性肺动脉栓塞的临床研究 . 现代药物与临床，2019，34（10）：2999-3002.
3. MULDER F I，VANES，KRAAIJPOEL N，et al. Edoxaban for treatment of venous thromboembolism in patient groups with different types of cancer：Results from the Hokusai VTE Cancer study. Thromb Res，2020，185：13-19.
4. SIMONA A，LIMACHER A，MEAN M，et al. High-sensitive cardiac troponin T as a marker of hemorrhagic complications in elderly patients anticoagulated for non-massive pulmonary embolism. Thromb Res，2020，185：5-12.
5. TRUGILHO I D A，RENNI M J P，MEDEIRDS G C，et al. Incidence and factors associated with venous thromboembolism in women with gynecologic cancer. Thromb

笔记

Res，2020，185：49-54.

6. PRADHAN N M，MULLIN C，POOR HOOMAN D. Biomarkers and right ventricular dysfunction. Crit Care Clin，2020，36（1）：141-153.
7. HEZER H，KILIÇ H，ABUZAINA O，et al. Long-term results of low-dose tissue plasminogen activator therapy in acute pulmonary embolism. J Investig Med，2019，67（8）：1142-1147.
8. BONNEFOY P B，MARGELIDON-COZZOLINO V，CATELLA-CHATRON J，et al. What's next after the clot? Residual pulmonary vascular obstruction after pulmonary embolism：From imaging finding to clinical consequences. Thromb Res，2019，184：67-76.
9. HASSEN M F，TILOUCHE N，JAOUED O，et al. Incidence and impact of pulmonary embolism during severe copd exacerbation. Respir Care，2019，64（12）：1531-1536.
10. DAS G J，MAREK J，RANA MUHAMMAD A，et al. Same-day ICU discharge in selected patients with severe submassive pulmonary embolism treated with catheter-directed thrombolysis. Vasc Endovascular Surg，2020，54（1）：58-64.
11. BUDAY J，ALBRECHT J，MAREŠ T，et al. A case report of pulmonary embolism during electroconvulsive therapy and its further application after somatic stabilization. Brain Stimul，2020，13（1）：250-252.

笔记

012
人工流产后 DIC

病历摘要

患者，年轻女性。主诉：停经 64 天，阴道不规则出血 12 天伴下腹痛 12 小时。于 2019 年 1 月 21 日入院。

［现病史］ 患者及家属诉 2018 年 11 月 18 日开始停经，于 2019 年 1 月 6 日自测尿妊娠试验阳性，感轻度恶心、呕吐。2019 年 1 月 9 日开始无诱因出现阴道少量出血，色暗红，无腹痛、腹胀等不适。1 月 10 日就诊于南昌市某中医院，行彩超提示考虑宫内早孕，子宫增大，回声增粗，不均匀，结合临床考虑子宫腺肌症可能。血人绒毛膜促性腺激素（human chorionic gonadotropin，HCG）8775.0 mIU/mL，黄体酮 33.22 nmol/L，给予中药口服保胎治疗（具体不详）。1 月 16 日再次阴道少量出血至今，无腹痛、腹胀，

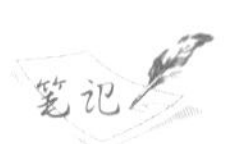

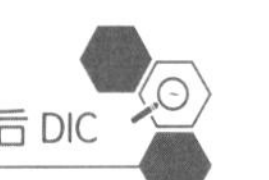

再次就诊于南昌市某中医院，彩超检查提示未见原始心管搏动。血HCG 5151.0 mIU/mL，黄体酮 78.17 nmol/L，血常规、凝血功能正常，考虑稽留流产，拟择期行清宫术。患者于 1 月 20 日 14 时无诱因出现下腹闷痛，16 时许感疼痛加重，呈下腹坠胀痛，遂急诊转至江西省某医院，阴道彩超示子宫腺肌症？行清宫术后查凝血功能，血常规提示白细胞增高，贫血，考虑弥散性血管内凝血（disseminated intravascular coagulation，DIC）可能性大，输注冷沉淀凝血因子、血浆，考虑病情危重转入我院。我院综合 ICU 会诊拟“凝血功能障碍、稽留流产、人工流产术后”收住院。患者自起病来精神差。

[既往史] 生育史：孕 2 产 1（G2P1）。

[入院查体] 体温 36.2 ℃，脉搏 66 次 / 分，呼吸 23 次 / 分，血压 152/84 mmHg，SpO_2 100%（鼻塞吸氧，5 L/min），神志清，状态差，贫血貌，面部及周身无皮疹及出血点，双肺呼吸音清，未闻及干、湿啰音，心律齐，心音中等，各瓣膜未闻及杂音。腹软，无压痛及反跳痛，肠鸣音 4 次 / 分。四肢肌力及肌张力正常，神经系统未及异常。

[辅助检查]

1）影像学检查。江西省妇幼保健院 2019 年 1 月 20 日阴道彩超：子宫腺肌症？子宫前位，大小 101 mm × 100 mm × 95 mm，宫内见液性暗区，大小 17 mm × 17 mm × 16 mm，未见卵黄囊，未见明显胚芽，液性暗区下缘距子宫切口处 33 mm。宫腔线后移，子宫前壁回声欠均匀，内见多个细小弥漫的衰减区域，后伴栅栏状声衰，彩色多普勒血流显像（color Doppler flow imaging，CDFI）见点状血流，左卵巢 21 mm × 20 mm × 18 mm，右卵巢未探及。

2）实验室检查。血常规：白细胞计数 $18.2 \times 10^9/L$，中性粒细胞百分比 90.3%，血红蛋白 91 g/L，血小板计数 $92 \times 10^9/L$。凝血功能：

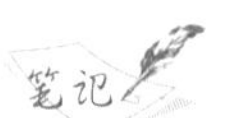

凝血酶原时间（prothrombin time，PT）17.6 秒，INR 1.6，血浆纤维蛋白原（fibrinogen，Fg，FIB）0.23 g/L，活化部分凝血活酶时间（activated partial thromboplastin time，APTT）63.9 秒，凝血酶时间（thrombin time，TT）29.9 秒，D- 二聚体＞ 69 mg/L。血浆鱼精蛋白副凝试验（+）；血浆鱼精蛋白副凝试验（对照）（–）。

［诊断］ ① DIC；②宫腔感染；③稽留流产；④人工流产术后；⑤子宫腺肌症。

［治疗过程］ 入科后加强生命体征监护，予以输注血浆及冷沉淀补充凝血因子，予小剂量肝素钠（48 mL 生理盐水 + 1/4 支肝素）阻断 DIC 进程，予左氧氟沙星及奥硝唑抗宫腔感染，予补液维持水电解质平衡等对症处理。1 月 25 日患者一般情况明显好转，复查凝血功能大致正常，转回妇产科。

病例分析

患者为年轻女性，急性起病，因停经、阴道流血、腹痛入院，G2P1 史，有子宫腺肌症病史，1 月 16 日彩超检查提示宫内早孕，未见原始心管搏动，于 1 月 20 日在江西省某医院行清宫术，术后出血量大，予宫腔内压迫止血，术后查凝血功能，白细胞增多，贫血，考虑 DIC 可能性大，输注冷沉淀、血浆，考虑病情危重转入我院。入院查体患者呈贫血貌，面部及周身无皮疹及出血点，心肺无明显异常，宫底平脐下 3 横指，质硬，轻压痛。入院检查：白细胞计数显著升高，PT 延长，纤维蛋白原浓度显著下降，D- 二聚体高。结合患者妊娠史、诊疗经过及辅助检查，诊断为：① DIC；②宫腔感染；③稽留流产；④人工流产术后；⑤肝功能不全；⑥子宫腺肌症。

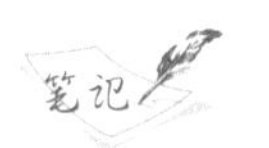

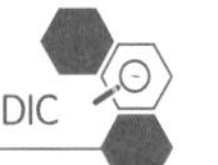

专家点评

弥散性血管内凝血是指在某些致病因子作用下凝血因子和血小板被激活，大量可溶性促凝物质入血，从而引起一个以凝血功能失常为主要特征的病理过程（或病理综合征）。在微循环中形成大量微血栓，同时大量消耗凝血因子和血小板，继发性纤维蛋白溶解（纤溶）过程加强，导致出血、休克、器官功能障碍和贫血等临床表现。

消除病因是治疗 DIC 的根本措施，控制原发病的不利因素也有重要意义，如积极控制感染、清除子宫内死胎及抗肿瘤治疗等。其他如补充血容量、防治休克、改善缺氧及纠正水电解质紊乱等，也有积极作用。输血时更应预防溶血反应。在去除病因后，病情可迅速缓解，消除 DIC 的诱因也有利于防止 DIC 的发生和发展。

肝素治疗：肝素和血液中的抗凝血酶Ⅲ（AT Ⅲ）形成复合体，加强 AT Ⅲ对凝血酶及活性凝血因子Ⅸa、Ⅹa、Ⅺa 及Ⅻa 的灭活，发挥抗凝作用。肝素应用指征包括：① DIC 诊断明确，包括原发病或其他病因不能控制或去除时，作为 DIC 的对症治疗；②如已证实发生 DIC 而准备去除病因时，为防止术中或术后促凝物质进入血循环而加重 DIC，也可短期适当使用；③当准备应用纤维蛋白溶解抑制剂或补充凝血物质时，如有促凝物质已在血液中发挥作用，也应先用肝素，后用纤溶抑制剂、输血及纤维蛋白原等。

肝素治疗失败的原因包括：①用药指征不当，尤其是诊断不明确时用药；②用药时间过晚，病情已成为不可逆性；③体内的 AT Ⅲ耗竭，使肝素不能发挥正常的作用；④剂量掌握不当；⑤酸中毒未纠正，使肝素丧失活性。

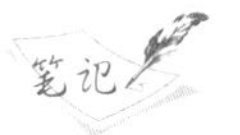

有下列情况时，应用肝素要特别谨慎，以免加重出血：①在DIC后期，病理变化已转为以纤维蛋白溶解为主，而出血主要涉及纤溶和大量纤维蛋白原降解产物，而不是凝血因子的消耗；②手术创口尚未愈合；③患者本身合并严重出血性疾病如肺结核咯血、溃疡性出血或脑溢血等；④有明显肝肾功能不良者；⑤原有造血功能障碍和血小板减少者。

参考文献

1. 杨金荣. 产科弥漫性血管内凝血（DIC）的早期诊断及有效治疗方法. 心理月刊，2018（9）：257.
2. 李江，孙月琴. 产科患者 DIC 凝血检验结果分析. 中国社区医师，2019，35（13）：89，91.
3. 李艳. 1 例产后失血性休克致 DIC 的抢救与护理. 世界最新医学信息文摘，2017，17（38）：242，250.
4. REN X Y，XU X Y，JIANG C X，et al. Strain distribution and fatigue life estimation for steel plate weld joint low cycle fatigue based on DIC. Opt Laser Eng，2020，124：105839.
5. HEIKKINEN J，SCHAJER G S. A geometric model of surface motion measurement by objective speckle imaging. Opt Laser Eng，2020，124：105850.1-105850.10
6. KRISHNA B M，REDDY V G P，SHAFEE M，et al. Condition assessment of RC beams using artificial neural networks. Structures，2020，23：1-12.
7. LI W P，ZHANG M K，REN M D，et al. Accurate and efficient 3D reconstruction system for the human body with color texture based on DIC. Opt Laser Eng，2020，127：105946.
8. FU Y Q，YU X L，DONG X L，et al. Investigating the failure behaviors of RC beams without stirrups under impact loading. Int J Impact Eng，2020，137：103432.1-103432.11.
9. HERATH L K，WU S J，MA M H，et al. Reservoir CO_2 evasion flux and controlling factors of carbon species traced by $\delta^{13}C_{DIC}$ at different regulating phases of a hydro-power dam. Sci Total Environ，2020，698：134184.1-134184.15.
10. CHAKRABORTY S，GAUTAM S P，DAS P P，et al. Instant Controlled Pressure Drop（DIC）Treatment for Improving Process Performance and Milled Rice Quality. J Institut Eng（India）：Series A，2019，100（4）：683-695.

笔记

013 肾周感染脓毒血症

病历摘要

患者，老年女性。主诉：发热 3 天，昏迷 1 天。于 2019 年 2 月 13 日入院。

[现病史] 患者诉 3 天前开始无明显诱因出现发热，测体温最高 39 ℃，无寒战，昨天下午 2 时左右开始出现神志不清，呼之不应，无恶心、呕吐，无四肢抽搐，左上肢活动受限，左下肢活动减弱，右侧肢体无活动障碍，至上饶市某医院就诊，具体治疗不详，后转至我院急诊科就诊，急诊内科行相关检查，予以喜炎平、莫西沙星及亚胺培南西司他丁钠（泰能）抗感染，醒脑静保护脑组织，降血糖，补钾，补液，以及营养支持等治疗，因患者病情危重，请胃肠外科、神经外科及重症医学科会诊后转至重症医学科进一步监护治疗。患

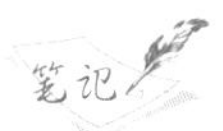

者自起病以来，精神食欲睡眠欠佳，小便少，大便未解，体重未见明显变化。

[既往史] 既往有高血压、糖尿病病史，因肾癌行右肾切除术，患者平素经常有腹胀，饮食欠佳。

[入院查体] 体温 37.9 ℃，脉搏 130 次 / 分，呼吸 40 次 / 分，血压 106/60 mmHg（去甲肾上腺素维持），SpO_2 99%（鼻塞给氧，5 L/min），神志不清，双侧瞳孔不等大，对光反射灵敏，双肺呼吸音粗，未闻及明显干、湿性啰音，心率 130 次 / 分，心律齐，各瓣膜听诊区未闻及杂音及心包摩擦音，腹软，双下肢无水肿。四肢及神经查体不配合。

[辅助检查]

1）实验室检查。血常规 + CRP：白细胞计数 $17.01 \times 10^9/L$，红细胞计数 $4.07 \times 10^{12}/L$，血红蛋白 118 g/L，血小板计数 $71 \times 10^9/L$，中性粒细胞百分比 88.9%，全血 CRP ＞ 200 mg/L；PCT ＞ 100 ng/mL。肝功能：总蛋白 59.43 g/L，白蛋白 26.36 g/L，球蛋白 33.07 g/L。电解质：钾 3.29 mmol/L，钠 132.30 mmol/L。尿液分析：蛋白质（+），葡萄糖（++++），白细胞（+），隐血（+），镜检 WBC 4 ～ 6/HP、RBC 2 ～ 4/HP。

床旁心电图：窦性心动过速。

2）影像学检查。颅脑 MIP 平扫 + 脑血管成像：左侧额叶数个慢性缺血灶。空泡蝶鞍。轻度脑动脉硬化。颅脑弥散成像（diffusion-weighted imaging，DWI）：左侧额叶急性腔梗可能性大，请结合临床。右侧岛叶及小脑 DWI 稍高信号，随访。全腹 CT 平扫 + 胸部 CT 平扫：左肾包膜下血肿、积气，左肾盏、肾实质、肾周及盆底广泛积气，膀胱壁及腔内积气；右肾缺如，左侧肾上腺增粗；肝包膜下钙化灶

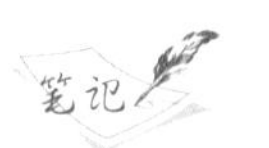

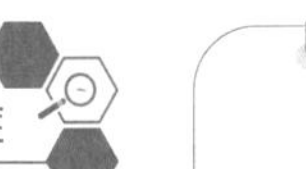

可能；胆囊结石可疑（图 13-1）。两肺多发炎性病变。

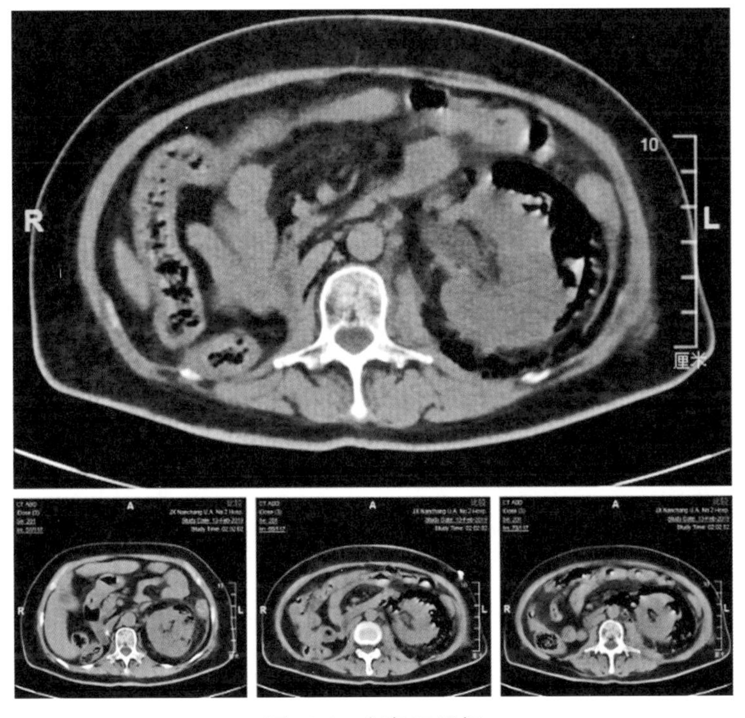

图 13-1 全腹 CT 平扫

[诊断] ①脓毒血症；②肾周围感染；③感染性休克？④肺部感染；⑤ 2 型糖尿病；⑥腔隙性脑梗死；⑦高血压 2 级；⑧右肾癌术后。

[治疗过程] 入科后留置右侧颈内静脉及 PICCO 血流动力学监测，经验性予泰能强效抗感染，地佐辛镇痛，艾司洛尔降低心率，控制血糖，白介素 -11 升血小板，补充白蛋白，兰索拉唑护胃，营养支持，以及维持水电解质平衡等对症治疗，并留取血培养、痰培养等病原学证据，2 月 16 日血培养提示革兰阴性杆菌，后正式报告为肺炎克雷伯杆菌（泰能敏感），后患者复查炎症指标逐渐下降，肾区叩击痛明显减轻，2 月 21 日降阶梯为哌拉西林舒巴坦抗感染，2 月 27 日复查 CT 示肾周感染明显吸收，3 月 2 日办理出院。

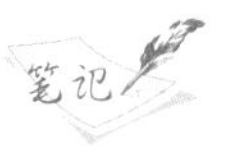

病例分析

患者为老年女性，因“发热3天，昏迷1天”入院。既往有高血压、糖尿病病史，因肾癌行右肾切除术。结合患者发热、神志不清，双肺呼吸音粗，未闻及明显干、湿性啰音，腹软，左侧肾区压痛，无反跳痛，病理征阴性；辅助检查提示血细胞计数、CRP、PCT均明显升高，MRI检查未见明显梗死及出血，CT提示肾脏肿大，肾周渗出、积气、出血，目前考虑诊断：①左肾感染；②脓毒血症；③中毒性脑病；④肾功能不全；⑤肺部感染；⑥2型糖尿病；⑦高血压2级；⑧右肾癌切除术后。

患者昏迷原因仍未完全明确，患者颅脑磁共振结果提示腔隙性脑梗死，考虑因脑梗死所致昏迷可能性较低，患者合并糖尿病，监测血糖高，但不至于导致高渗性昏迷，综合考虑因脓毒血症、中毒性脑病所致昏迷可能性大。

患者血压偏低，尿量减少，考虑感染性休克、急性肾损伤，尽早留置深静脉通路及PICCO，监测CVP、心输出量、全心舒张末期容积及血管外肺水等指标，指导患者容量管理。

专家点评

脓毒症是指由感染引起的全身炎症反应综合征，临床上证实有细菌存在或有高度可疑感染灶。虽然脓毒症是由感染引起，但是一旦发生后，其发生发展遵循其自身的病理过程和规律，故从本质上讲脓毒症是机体对感染性因素的反应。

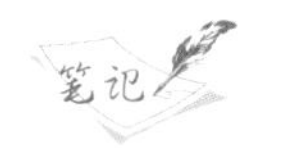

脓毒症治疗指南也提出脓毒症早期目标指导性治疗(early goal

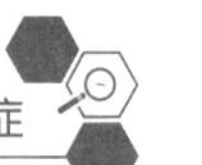

directed therapy，EGDT）策略，提出 6 小时内应达到：①中心静脉压（CVP）8 ～ 12 mmHg；②平均动脉压（mean artery pressure，MAP）≥ 65 mmHg；③尿量≥ 0.5 mL/（kg·h）；④中心静脉血氧饱和度（center venous oxygen saturation，$ScvO_2$）≥ 70% 或混合静脉血氧饱和度（mixed venous oxygen saturation，SvO_2）≥ 65%。

早期集束化治疗（sepsis bundle）包括早期血清乳酸水平测定；在应用抗生素前获取病原学标本；急诊在 3 h 内、ICU 在 1 h 内开始使用广谱抗生素治疗；执行 EGDT 并进行血流动力学监测，在 1 ～ 2 h 内放置中心静脉导管，监测 CVP 和 $ScvO_2$；控制血糖；应用小剂量糖皮质激素；机械通气平台压＜ 30 mmHg 及小潮气量通气等肺保护策略；有条件可使用人类活性蛋白。早期集束化治疗策略的实施，有助于提高临床医师对脓毒症治疗指南的认知和依从性，并取得较好的临床疗效。

参考文献

1. HIDALGO D C，PATEL J，MASIC D，et al. Delayed vasopressor initiation is associated with increased mortality in patients with septic shock. J Crit Care，2020，55：145-148.
2. RAJDEV K，LEIFER L，SANDHU G，et al. Fluid resuscitation in patients with end-stage renal disease on hemodialysis presenting with severe sepsis or septic shock: A case control study. J Crit Care，2020，55：157-162.
3. KIM J，CHANG H，KIM D，et al. Machine learning for prediction of septic shock at initial triage in emergency department. J Crit Care，2020，55：163-170.
4. LI J，SUN W L，GUO Y Q，et al. Prognosis of β-adrenergic blockade therapy on septic shock and sepsis：A systematic review and meta-analysis of randomized controlled studies. Cytokine，2020，126：154916.
5. SHIMIZU K，OGURA H，MATSUMOTO N，et al. Interstitial cells of Cajal are

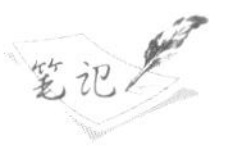

diminished in critically ill patients：Autopsy cases. Nutrition，2020，70：110591.

6. LUETHI N，BAILEY M，HIGGINS A，et al. Gender differences in mortality and quality of life after septic shock：a post-hoc analysis of the ARISE study. J Crit Care，2020，55：177-183.
7. FAN J，ZHANG，Y C，ZHENG D F，et al. IL-27 is elevated in sepsis with acute hepatic injury and promotes hepatic damage and inflammation in the CLP model. Cytokine，2020，127：154936.
8. HO G，BRUNSON A，KEEGAN T H M，et al. Splenectomy and the incidence of venous thromboembolism and sepsis in patients with autoimmune hemolytic anemia. Blood Cells Mol Dis，2020，81：102388.
9. ZHANG T，YIN Y C，JI X，et al. AT1R knockdown confers cardioprotection against sepsis-induced myocardial injury by inhibiting the MAPK signaling pathway in rats. J Cell Biochem，2020，121（1）：25-42.
10. HSIEH Y C，TSOU P Y，WANG Y H，et al. Risk factors for myocardial infarction and stroke among sepsis survivors：a competing risks analysis. J Intensive Care Med，2020，35（1）：34-41.
11. ZHANG T，YIN Y C，JI X，et al. AT1R knockdown confers cardioprotection against sepsis-induced myocardial injury by inhibiting the MAPK signaling pathway in rats. J Cell Biochem，2020，121（1）：25-42.

笔记

014
妊娠合并重症肺炎

病历摘要

患者，女，27 岁。主诉：发热伴咳嗽 1 周。于 2019 年 1 月 27 日入院。

[现病史] 家属代诉患者 1 个月前无明显诱因出现发热，最高体温 38.3 ℃，伴有咳嗽、干咳、痰少，畏寒、寒战，全身肌肉酸痛，四肢乏力，咽干、咽痛，于 2018 年 12 月 25 日至当地骨伤医院就诊，拟诊断肺部感染并给予美洛西林抗感染等治疗，后患者上述症状未改善，且出现胸闷、呼吸困难，遂至当地市人民医院就诊，考虑患者妊娠合并重症肺炎，后转入我院急诊科治疗。入急诊科后患者咳粉红色泡沫痰 2 次，伴有呼吸急促，嘴唇发绀，心电监护示 SpO_2

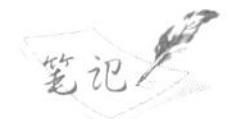

72%，行气管插管接呼吸机辅助呼吸，同时予利尿、抗感染等对症处理后转入重症医学科继续治疗。

[既往史] 既往无特殊。

[入院查体] 体温 37 ℃，脉搏 111 次 / 分，呼吸 16 次 / 分，血压 132/80 mmHg，SpO_2 82%（A/C 模式 FiO_2 100%）。患者烦躁不安，急性面容，面部潮红，浅表淋巴结无肿大，心律齐，心率 111 次 / 分，心音中等，各瓣膜未闻及病理性杂音，双肺呼吸音粗，闻及散在湿啰音，腹膨隆，腹软，肠鸣音 4 次 / 分，四肢肌力无法检查，肌张力正常。

[辅助检查]

1）实验室检查。血常规：白细胞计数 6.01×10^9/L，红细胞计数 3.31×10^{12}/L，血红蛋白 92 g/L，中性粒细胞百分比 85.5%，淋巴细胞百分比 9.8%。肝功能 + 肌酶谱：白蛋白 21.28 g/L，总胆红素 38.27 μmol/L，直接胆红素 23.77 μmol/L，α - 羟丁酸脱氢酶 333.54 U/L，天冬氨酸转氨酶 34.85 U/L，肌酸激酶 94.77 U/L，肌酸激酶同工酶 12.59 U/L，乳酸脱氢酶 452.24 U/L，肌红蛋白 71.44 μg/L。肾功能：尿素 1.55 mmol/L，肌酐 49.00 μmol/L。尿液分析：白细胞（–），隐血（±），蛋白质（–）。电解质：钾 3.43 mmol/L，钠 136.85 mmol/L，氯 104.41 mmol/L，总钙 2.04 mmol/L。凝血四项 + D- 二聚体：D- 二聚体 4.9 μg/mL，凝血酶原时间 10.2 秒，凝血酶原活动度 119.3%，INR 0.88，活化部分凝血时间 29.9 秒，纤维蛋白原浓度 2.86 g/L，凝血酶时间 21.0 秒。降钙素原 0.61 ng/mL。甲型、乙型流感病毒（–），汉坦病毒（–），人巨细胞病毒拷贝数低于检测下限，EB 病毒拷贝数低于检测下限，单纯疱疹病毒 I 型拷贝数低于检测下限，人细小病毒 B19（–），水痘 – 带状疱疹病毒（–）。

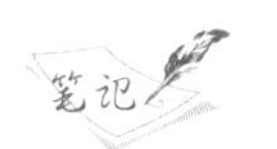

2）影像学检查。胸部正位 X 线检查：两肺实变？肺水肿？心影增大（图 14-1）。

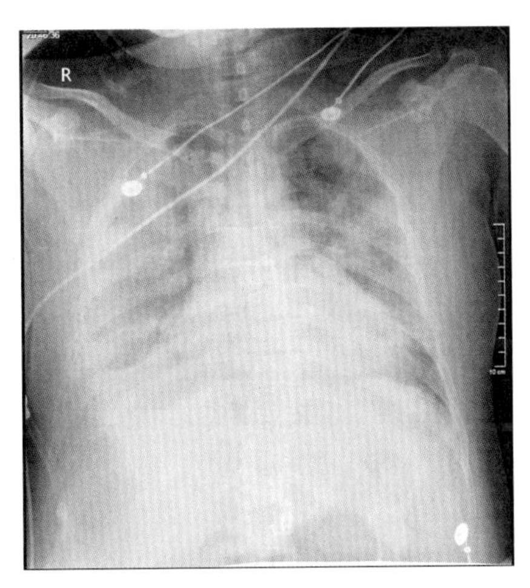

图 14-1 胸部正位 X 线检查

［诊断］ ①重症肺炎；②呼吸衰竭；③妊娠状态（孕 29^{+1} 周，G3P1）。

［治疗过程］ 入科后予机械通气，哌拉西林他唑巴坦（特治星）、奥司他韦抗感染，补充白蛋白，减轻肺水肿，镇静镇痛，营养支持等治疗，并多次请产科会诊，决定终止妊娠，于 1 月 30 日全麻下行子宫下段剖宫产术 + 盆腔粘连松解术 + 腹壁整形修补术，术后加用利奈唑胺（斯沃）抗感染、缩宫素减少宫腔出血风险，但患者仍有发热，顽固性低氧血症难以纠正，复查胸部 X 线提示两肺感染仍重，经科室讨论及多学科会诊后于 2 月 1 日启动体外膜肺氧合（extracorporeal membrane oxygenation，ECMO）治疗，治疗期间予严格液体管理、利尿减轻容量负荷，纠正代谢性碱中毒，加用米卡芬净抗真菌，抗肺纤维化，充分镇静、镇痛，营养支持，以及痰液引流等积极治疗，患者体温峰值下降，ECMO 参数及呼吸机参数逐步下调，氧合较前改善，复查胸部 X 线（图 14-2）提示感染较前减轻，

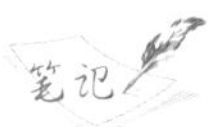

感染指标下降，于 2 月 12 日终止 ECMO 治疗，2 月 13 日拔除气管插管，并相继停用抗生素，2 月 18 日复查胸部 CT 与 2019 年 2 月 13 日 CT 片（图 14-3）对照，两肺病灶局部略有吸收。经上述治疗后，患者体温正常，无咳嗽、咳痰，生命体征平稳，脏器功能正常，于 2 月 21 日好转出院。

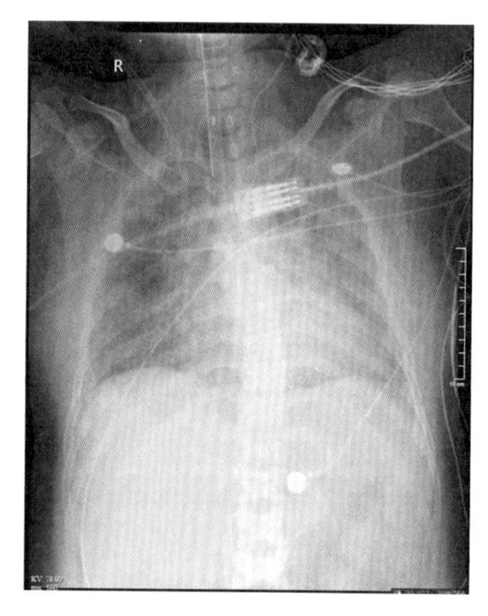

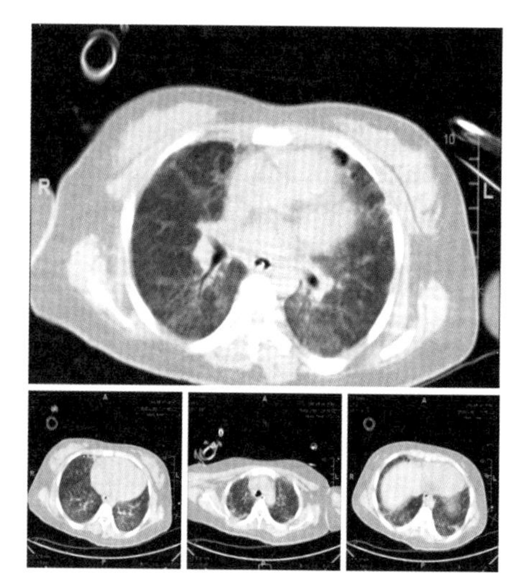

图 14-2　2019 年 2 月 10 日胸部 X 线检查

图 14-3　2019 年 2 月 13 日胸部 CT

病例分析

患者为青年女性，妊娠期间合并重症肺炎，病变范围大，病原学无法确定，考虑社区获得性肺炎且不排除病毒感染，但无真菌感染及其他罕见病原体感染风险。社区细菌感染多为常见敏感菌，建议抗感染方案早期覆盖革兰阴性菌、革兰阳性菌及病毒。经积极抗感染、机械通气、剖宫产手术终止妊娠、减轻肺水肿等治疗后患者氧合仍得不到改善，而在长时间有创呼吸机纯氧条件下存在氧中毒、肺纤维化可能，此时有行 ECMO 治疗指征，但 ECMO 治疗存在一系

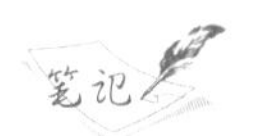

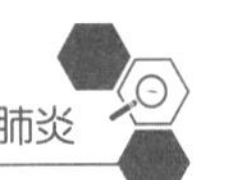

列风险及并发症，且全身肝素化治疗有引起子宫创面渗血不止的风险，最终可能出现子宫全切、病情加重，激活全血凝固时间（activated clotting time of whole blood，ACT）的监测显得尤为重要。本病例中患者为孕妇，终止妊娠后又不得不行 ECMO 辅助治疗，治疗过程中存在较多家庭因素所致的治疗矛盾，应充分沟通病情，征得家属同意，同时治疗过程中注意加强监护，防止阴道及创面出血。

ECMO 是体外膜肺氧合的英文简称，它是代表一个医院，甚至一个地区、一个国家的危重症急救水平的一门技术。随着医疗技术、材料技术、机械技术的不断发展，ECMO 的支持时间不断延长，在成年人中的疗效不断提高，从而被更广泛地用于临床危重症患者的急救中。甚至一些医疗中心将 ECMO 装置定为救护车基本配置，使 ECMO 走向院前而更好地发挥急救功能。

ECMO 是走出心脏手术室的体外循环技术。其原理是将体内的静脉血引出体外，经过特殊材质人工心肺旁路氧合后注入患者动脉或静脉系统，起到部分心肺替代作用，维持人体脏器组织氧合血供。

ECMO 的基本结构：血管内插管、连接管、动力泵（人工心脏）、氧合器（人工肺）、供氧管、监测系统。临床上常将可抛弃部分组成套包，不可抛弃部分绑定存放，并设计为可移动式，提高应急能力。折叠氧合器：其功能是将非氧合血氧合成氧合血，又叫人工肺。ECMO 氧合器有硅胶膜型与中空纤维型两种。硅胶膜型膜肺相容性好，少有血浆渗漏，血液成分破坏小，适合长时间辅助。例如支持心肺功能等待移植、感染所致呼吸功能衰竭。其缺点是排气困难，价格昂贵。中空纤维型膜肺易排气，2 ～ 3 天可见血浆渗漏，血液成分破坏相对大，但由于安装简便仍为急救套包首选。如需要，稳定病情后可于 1 ～ 2 天内更换合适的氧合器。折叠动力泵：其作用是

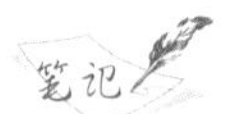

形成动力驱使血液向管道的一方流动，具有类似心脏的功能。临床上主要有两种类型的动力泵：滚轴泵、离心泵。由于滚轴泵不易移动，管理困难，在急救专业首选离心泵作为动力泵，其优势是安装移动方便，管理方便，血液成分破坏小；在合理的负压范围内有抽吸作用，可解决某些原因造成的低流量问题；新一代的离心泵对小儿低流量也易操控。肝素涂抹表面（heparlncoatedsurfaces，HCS）技术：在管路内壁结合肝素，肝素保留抗凝活性。目前常用的有 Carmeda 涂抹。HCS 技术的成功对 ECMO 技术有强大的促进作用。使用 HCS 技术可以使血液在低 ACT 水平时不在管路产生血栓；HCS 技术可减少肝素用量，减少炎症反应，保护血小板及凝血因子。因此 HCS 可减少 ECMO 并发症、延长支持时间。

折叠区别：ECMO 区别于传统的体外循环有以下几点。ECMO 是密闭性管路，无体外循环过程中的储血瓶装置，体外循环则有储血瓶作为排气装置，是开放式管路；ECMO 由于是由肝素涂层材质，并且是密闭系统管路无相对静止的血液。ACT 120 ～ 180 秒，体外循环则要求 ACT ＞ 480 秒；ECMO 维持时间 1 ～ 2 周，有超过 100 天的报道，但体外循环一般不超过 8 小时。体外循环需要开胸手术，需要时间长，要求条件高，很难实施；ECMO 多数无须开胸手术，相对操作简便快速。

以上特点使 ECMO 可以走出心脏手术室成为生命支持技术。低 ACT 水平（120 ～ 180 秒）显著减少了出血相关并发症，尤其对有出血倾向的患者有重要意义。例如，肺挫伤导致的呼吸功能衰竭，ACT 水平较高可加重原发病甚至导致严重的肺出血。低水平 ACT 可在不加重原发病的基础上支持肺功能，等待肺功能恢复的时机。长时间的生命支持向受损器官提供了足够的恢复时间，提高了治愈率。

笔记

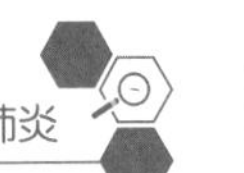

简便快速的操作方法可在简陋的条件下以极快的速度建立循环，熟练的团队可将时间缩短到10分钟以内，这使ECMO可广泛应用于临床急救。

适应证：①各种原因引起心搏骤停、呼吸骤停。我们认为在有ECMO条件的医院，心搏骤停、呼吸骤停患者的抢救首选传统急救的同时实施V-AECMO。此方案的优点：在最短的时间内支持呼吸循环，保护重要脏器；防止反复出现心搏骤停、呼吸骤停；在安全的状态下寻找并治疗原发病。经过训练的团队可以将ECMO的启动时间控制在8～15分钟。在有效的心肺复苏支持下，团队密切合作尽快启动循环，可以保护重要脏器不发生不可逆损伤。在实施ECMO后，患者心跳一般会很快恢复，若长时间未恢复则可转A-A-A模式。在ECMO支持下寻找原发病并积极治疗。无原发病的患者可在去除刺激因素后迅速脱离ECMO系统，如电击、高血钾等导致的心搏骤停、呼吸骤停。某些原发病经过ECMO系统支持治疗后可以逐渐恢复，待恢复后可脱离ECMO系统，如重症爆发性心肌炎。若有严重的原发病且为非自限性，如不治疗则心功能难以恢复，应迅速进一步治疗，如急性心肌梗死。在ECMO支持下多科协作治疗，尽快实施冠状动脉搭桥手术或冠状动脉支架植入术可迅速恢复心功能。此治疗路径的关键：确认排除脑损伤引起的心搏骤停；迅速有效的心肺复苏，迅速启动ECMO，保护重要脏器功能；及时的后续治疗。由于脑功能的丧失将会使一切治疗失去意义，在这一临床路径中脑功能的确定丧失，是终止ECMO的重要指征之一。②急性严重心功能衰竭。严重的心功能衰竭不但会减少组织器官血供，更严重的是随时会有心搏骤停的可能。ECMO可改善其他器官及心脏本身的氧合血供，降低了心搏骤停的风险。常见于重症暴发性心肌炎、心脏

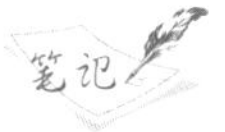

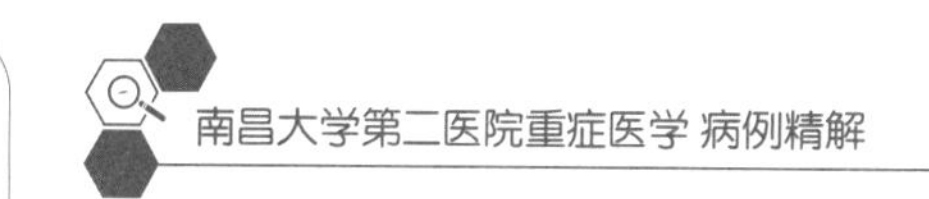

外科手术后、急性心肌梗死。需要进一步治疗，必要时进行手术治疗。在ECMO实施的同时实施主动脉内球囊反搏可减轻心脏后负荷，改善冠脉循环，改善微循环，减轻肺水肿，促进心功能恢复。同时主动脉内球囊反搏可作为脱离ECMO系统的过渡措施。在支持期间要密切关注心脏活动情况，超声诊断下心脏完全停止跳动＞3小时则应立即行开胸手术置管转换成A-A-A模式。如若治疗无效果可考虑心脏移植。这类病例多数无其他脏器损伤，器官移植的效果也很好。③急性严重呼吸功能衰竭。呼吸功能衰竭是ECMO支持实施最早且成功率很高的病种，常见于感染、火灾气体吸入、刺激性气体吸入、肺挫伤。大多数不用像抢救呼吸骤停那样十万火急，但仍要争分夺秒。因为大多数严重呼吸功能衰竭病例随时有心搏骤停的可能。一旦出现心搏骤停或其他器官损伤则势必影响预后。治疗原则还是尽快建立稳定的生命支持，缩短器官缺氧时间。呼吸功能衰竭需要支持时间长，一般选择V-V转流，氧合器首选硅胶膜式氧合器。对于肺挫伤首选V-A转流方法，可减少肺血流，同时可应对可能发生的肺出血。呼吸机治疗的参数可在ECMO支持下，调至氧浓度＜60%、气道压力＜40 cmH_2O的安全范围内。有学者提出用低气道压力将肺膨胀供氧，排出二氧化碳由人工膜肺完成。④各种严重威胁呼吸循环功能的疾病。酸碱电解质重度失衡、重症哮喘、溺水、冻伤、外伤及感染，这些是常见的ECMO治疗适应证。有些患者虽然心肺功能尚好，但其心肺功能随时可受原发病影响。可导致功能下降甚至丧失。出于保障可预见性地实施ECMO支持，或准备随时实施。

对于一些心肺功能没有恢复可能的病例，仍能通过日益成熟的移植技术在脱离ECMO的情况下达到康复。这就使一些被认为是禁忌证的疾病仍可延伸使用ECMO技术，并与移植技术结合形成

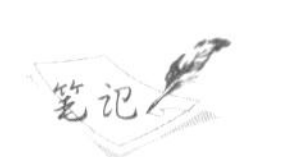

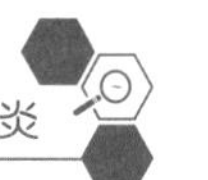

一个理想的救治过程，甚至促进了移植技术的发展。这也很容易理解人工脏器在移植技术中的重要地位。目前已有一些医疗中心在进行这方面的探索，并取得了一定成绩。而这一切工作的基础就是对其他器官的保护，避免多个器官损伤是成功的关键。

专家点评

患者以发热、畏寒、寒战、咳嗽起病，短时间内出现呼吸衰竭，低氧血症难以纠正，感染指标升高，结合肺部影像学检查，肺部感染明确，目前呼吸机参数高，肺泡灌洗风险极大，病原学证据难以确定，虽甲型流感病毒初筛阴性，但现处于流感高发期，不能排除其他类型的流感病毒感染；咳粉红色泡沫痰，既往无心脏疾病史，虽重症感染可致心肌损伤，但脑钠肽、肌钙蛋白、肌酶谱均阴性，心脏彩超未见结构功能改变，心衰证据不足；床旁彩超提示两肺B线，加之炎性渗出、明显低蛋白血症均可导致肺间质水肿，也可出现粉红色泡沫痰。基于此，应及早终止妊娠，减轻患者心脏负荷，改善全身血流分布。

参考文献

1. RAFAT N，PATRY C，SABET U，et al. Endothelial progenitor and mesenchymal stromal cells in newborns with congenital diaphragmatic hernia undergoing extracorporeal membrane oxygenation. Front Pediatr，2019，7：490.
2. RALI A S，CHANDLER J，SAUER A，et al. Shah Zubair. Venoarterial Extracorporeal Membrane Oxygenation in Cardiogenic Shock：Lifeline of Modern Day CICU. J Intensive Care Med，2021，36（3）：290-303.
3. KANG M K，KANG D K，HWANG Y H. Successful sleeve resection of bronchial

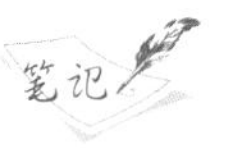

carcinoid under veno-venous ECMO. Thorac Cancer，2019，10（12）：2319-2321.

4. WANG S G，MOROI M K，KUNSELMAN A R，et al. Evaluation of centrifugal blood pumps in term of hemodynamic performance using simulated neonatal and pediatric ECMO circuits. Artifi Organs，2020，44（1）：16-27.
5. HENRY P，LAMHAUT L，DELMAS C，et al. Can we still die from acute myocardial infarction in 2020? Reflex mobile cardiac assistance unit or local team for ECMO implantation? Arch Cardiovasc Dis，2019，112（12）：733-737.
6. SCETTRI M，SEEBA H，STAUDACHER D L，et al. Influence of extracorporeal membrane oxygenation on serum microRNA expression. The J Int Med Res，2019，47（12）：6109-6119.
7. DROOGH J M，OUDE L A，RENES M H，et al. In veno-venous ECMO oxygen delivery should be the focus. J Crit Care，2019，54：76.
8. CHO S M，CHOI C W，WHITMAN G，et al. Neurophysiological findings and brain injury pattern in patients on ECMO. Clin EEG Neurosci，2012，43（1）：39-47.
9. GIANI M，BRONCO A，BOSA L，et al. Beta blockers during veno-venous ECMO to improve oxygenation：A case report. J Crit Care，2019，54：269-270.
10. ROCHANI A，LAM E，TANJUAKIO J，et al. Simultaneous quantitative LC-MS method of ketamine，midazolam and their metabolites （dehydronorketamine，norketamine and 1hydroxymidazolam）for its application in patients on extracorporeal membrane oxygenation （ECMO） therapy. J Pharm Biomed Anal，2020，178：112947.
11. WANG S G，MOROI M K，KUNSELMAN A R，et al. Evaluation of centrifugal blood pumps in term of hemodynamic performance using simulated neonatal and pediatric ECMO circuits. Artif Organs，2020，44（1）：16-27.

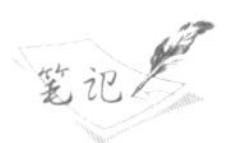

015 肠源性侵袭性真菌感染

病历摘要

患者，男，65 岁。主诉：创伤性脾破裂切除术后 10 天，呕吐伴嗜睡 3 天。于 2018 年 10 月 18 日入院。

[现病史] 患者 10 天前骑摩托车不慎摔倒，于当地行 CT 检查诊断为脾破裂，左侧肋骨骨折并左侧胸腔积液、左肺挫伤、腹腔积血、左肾挫裂伤，急诊行脾切除 + 膈肌修补 + 横结肠系膜修补术。术后患者有排气、排便，3 天前反复出现呕吐，伴腹胀，复查 CT 示小肠梗阻，并出现嗜睡，后转入我院重症医学科。患者自起病以来，精神食欲睡眠欠佳，小便正常，大便未解。

[既往史] 既往有高血压、冠心病、糖尿病病史。

[入院查体] 体温 37.0 ℃，脉搏 99 次 / 分，呼吸 25 次 / 分，

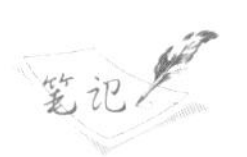

血压 118/71 mmHg，SpO_2 100%（面罩给氧，5 L/min），嗜睡状态，贫血外貌，左侧胸腔闭式引流接水封瓶，左下肺呼吸音弱，右肺可闻及少许湿性啰音，腹稍膨隆，左侧腹腔引流管引流出少许血性液体，引流管周围敷料鲜红色液体渗湿，腹肌稍紧张，有明显压痛及反跳痛，肠鸣音减弱，1～2 次 / 分。

[辅助检查]

1）实验室检查。小生化：白蛋白 27.69 g/L，肌酐 161.81 μmol/L，钠 161.15 mmol/L。血常规 + CRP：CRP 187.07 ng/L，白细胞计数 16.62×10^9/L，中性粒细胞百分比 88.9%。PCT 2.87 ng/L。

2）影像学检查。2018 年 10 月 18 日胸部 + 全腹部 CT（图 15-1）：脾切除术后改变，术区包裹性积血、积液，盆腔少许积血。小肠梗阻。胰尾部挫伤待排，左侧重复肾畸形，高度怀疑左肾包膜下血肿。前列腺钙化灶。左侧多根肋骨骨折，左侧胸腔积液伴胸膜下实变不张。两肺散在少许炎性灶，双肺尖纤维灶，右侧斜裂胸膜旁增生灶。右侧胸膜肥厚、钙化，右侧胸腔少量积液。

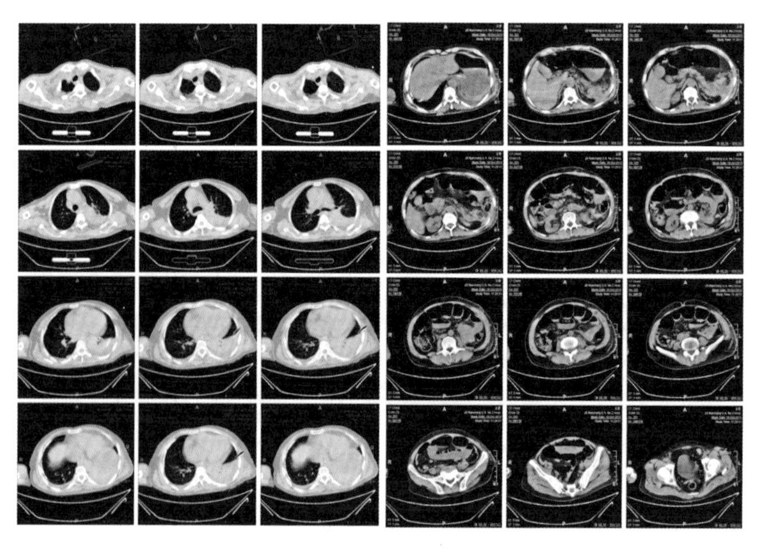

图 15-1　胸部 + 全腹部 CT

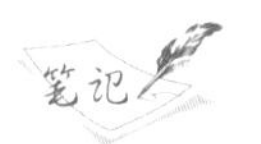

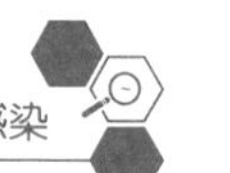

［诊断］①小肠梗阻；②腹腔感染；③创伤性脾破裂（术后）；④高钠血症；⑤低蛋白血症；⑥肾功能不全；⑦肺挫伤；⑧肋骨骨折；⑨左肾挫伤；⑩高血压；⑪2型糖尿病；⑫贫血。

［治疗过程］经验性给予哌拉西林他唑巴坦（特治星4.5 g，每8小时1次）抗感染，留取腹腔引流液涂片及培养，给予抑酸、抑酶，胃肠减压、灌肠，肠外营养支持，输血制品，补充白蛋白，维持水电解质平衡等对症支持治疗。入院后患者持续发热，10月20日体温峰值达39.8 ℃，腹腔引流液涂片提示找到革兰阴性杆菌及真菌孢子，调整为泰能（1 g，每6小时1次）+米卡芬净（100 mg，每天1次）抗感染，10月21日患者神志清楚，精神状态明显好转，体温峰值下降。查体腹软，压痛及反跳痛减轻，肠鸣音3次/分，有气过水声。10月22日回报引流液培养结果提示大肠埃希菌（泰能敏感）。10月23日腹胀明显缓解，肛门排气、排便，逐步过渡至肠内营养。10月23日回报血培养结果预警真菌孢子，10月27日正式报告为光滑假丝酵母菌。

10月25日复查CT（图15-2）后拔出左侧胸腔闭室引流管。10月29日转回胃肠外科，抗生素降级为哌拉西林他唑巴坦（特治星4.5 g，每8小时1次）联合氟康唑抗真菌治疗。11月6日康复出院。

笔记

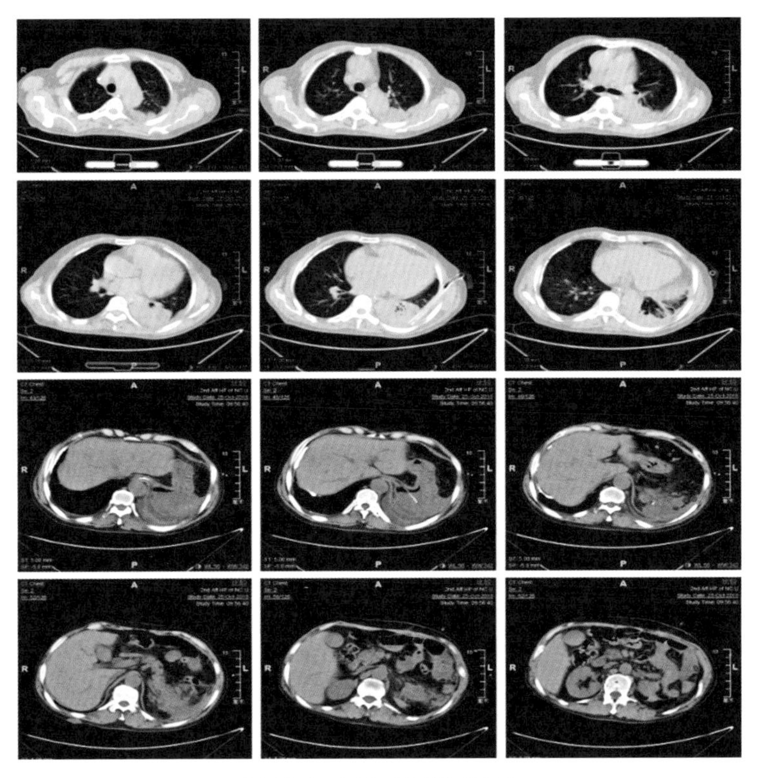

图 15-2　10 月 25 日复查 CT

病例分析

患者为老年男性，创伤性脾破裂术后 10 天，一度有肠道排气、排便，后又出现肠梗阻的原因分析如下：如果术中损伤肠系膜血管，则一般术后患者就会出现肠梗阻，甚至肠坏死，腹痛症状会更重、更明显，机械性肠梗阻一般多发生于术后 1 个月甚至更长时间，由腹腔粘连瘢痕所致，综上所述，患者肠梗阻原因为麻痹性肠梗阻可能性最大，结合腹部体征、引流液性状及炎症指标，考虑麻痹性肠梗阻，积极寻找病原学证据，及早使用敏感抗生素治疗，同时对于高危患者，应经验性用药治疗侵袭性真菌感染。

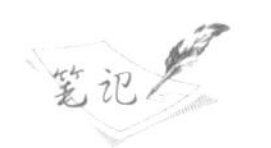

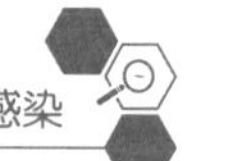

专家点评

对于麻痹性肠梗阻，控制感染为第一要务。根据病原微生物学规律，多考虑革兰阴性杆菌及念珠菌感染。对具有感染侵袭性念珠菌风险和不明原因发热的危重症患者，应结合临床危险因素、侵袭性念珠菌感染生物标志物和（或）无菌部位的培养结果等，考虑经验性抗真菌治疗（强烈推荐，中等证据治疗级别）；对存在感染侵袭性念珠菌危险因素和感染性休克的患者应尽早启动经验性抗真菌治疗（强烈推荐，中等证据治疗级别）。根据 2016 美国感染病学会（Infectious Diseases Society of America，IDSA）念珠菌病管理治指南：推荐棘白菌素作为 ICU 非中性粒细胞减少患者疑似念珠菌病经验性抗真菌治疗的首选（强推荐，中等证据治疗级别）；米卡芬净对常见念珠菌和曲霉菌具有抗菌活性。

参考文献

1. KALIL A C，GILBERT D N，WINSLOW D L，et al. Infectious Diseases society of America （IDSA）Position Statement：Why IDSA did not endorse the surviving sepsis campaign guidelines. Clin Infect Dis，2018，66（10）：1631-1635.
2. SEARS C L，FILE THOMAS M，ALEXANDER B D，et al. Charting the path forward：Development，goals and initiatives of the 2019 Infectious Diseases of America strategic plan. Clin Infect Dis，2019，69（12）：e1-e7.
3. THABIT A K，ALSOLAMI M H，BAGHLAF N A，et al. Comparison of three current Clostridioides difficile infection guidelines：IDSA/SHEA，ESCMID，and ACG guidelines. Infection，2019，47（6）：899-909.
4. COUSSEMENT J，SCEMLA A，ABRAMOWICZ D，et al. Management of asymptomatic bacteriuria after kidney transplantation：what is the quality of the evidence behind the IDSA guidelines? Clin Infect Dis，2020，70（5）：967-988.

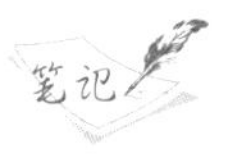

5. BOUAZIZ A，UÇKAY I，LUSTIG S，et al. Non-compliance with IDSA guidelines for patients presenting with methicillin-susceptible Staphylococcus aureus prosthetic joint infection is a risk factor for treatment failure. Med Mal Infect，2018，48（3）：207-211.
6. BERNSTEIN J M. Treatment of Community-Acquired Pneumonia— IDSA Guidelines. Chest，1999，115（3）：9s-13s.
7. 朱小龙，王中华，杨发明 . 高负荷剂量卡泊芬净用于 ICU 重症患者侵袭性真菌感染的临床研究 . 哈尔滨医药，2019，39（5）：451-452.
8. 林赋桂，闫亚芳，刘小芳，等 . 棘白菌素类药应用于成人侵袭性真菌感染时疗效及安全性分析 . 临床医药文献电子杂志，2019，6（79）：164-165.
9. 张玉，陈思敏，郭诗雨，等 . 抗真菌感染新药研究进展 . 菌物学报，2019，38（8）：1253-1263.

笔记

016
高脂性胰腺炎

病历摘要

患者，男，49岁。主诉：腹痛2天，加重1天。于2018年12月18日入院。

[现病史] 患者2018年12月16日中午12时大量饮酒(白酒7～8两)后于次日凌晨3时出现左下腹隐痛，呈持续性，伴恶心，无呕吐，无畏寒发热，一直未予特殊治疗。17时患者感腹痛较前加重，故前往临川区某医院就诊，急查生化示血脂、血钾、肌酐、淀粉酶等指标高，上腹部CT及MRI示急性出血坏死性胰腺炎并胰周渗出，脂肪肝等，予以抑酸、抑酶、抗炎、补液等对症治疗（具体诊疗过程不详），期间尿量较前明显减少，且今日出现胸闷气促不适，考虑患者病情危重，今为进一步治疗转入我院，门诊拟“急性重症胰腺炎”收治

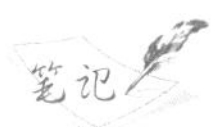

入院，患者自起病以来，精神、睡眠差，未进食，尿量较前明显下降，每天 500 ～ 700 mL，大便已解，体重未见明显下降。

［既往史］ 既往有高血压病史 3 年，最高血压不详，后自行服用厄贝沙坦，每天 1 次，每次 1 粒，血压控制在 130/80 mmHg。有高脂血症 10 余年，一直未予药物治疗。2008 年因胰腺炎入院治疗。2008 年车祸致腹部损伤，后行脾切除手术。有输血史（2008 年输血），无输血反应。吸烟 30 年，每天 20 支，饮酒 30 余年，量不详，不酗酒。否认过敏史。否认家族遗传病史。

［入院查体］ 体温 36.4 ℃，脉搏 109 次 / 分，呼吸 19 次 / 分，血压 118/70 mmHg，SpO_2 93%（鼻塞给氧 5 L/min），神志清楚，表情痛苦，呼吸急促，双肺呼吸音弱，两肺未闻及明显干、湿性啰音，腹膨隆，左腹部见一长约 15 cm 瘢痕，腹肌稍紧张，伴压痛，无反跳痛，左侧为甚，肠鸣音未闻及，四肢无水肿。

［辅助检查］

1）实验室检查。2018 年 12 月 18 日生化检查：总胆固醇 14.8 mmol/L，三酰甘油 26.04 mmol/L，葡萄糖 18.0 mmol/L，低密度脂蛋白 2.33 mmol/L，钾 5.26 mmol/L，肌酐 239.5 mmol/L，淀粉酶 513 U/L。

2）影像学检查。上腹部 CT：考虑急性出血坏死性胰腺炎并胰周渗出，脂肪肝；上腹部 MRI：符合急性坏死性胰腺炎改变，左肾小结石，腹盆腔积液，脂肪肝。

［诊断］ ①急性高脂性胰腺炎；②肾功能不全；③呼吸衰竭；④脂肪肝；⑤高血压。

［治疗过程］ 入院完善相关检查，血常规＋CRP：CRP ＞ 200 mg/L，白细胞计数 12.68×10^9/L，血小板计数 118×10^9/L，血红蛋白 128 g/L，

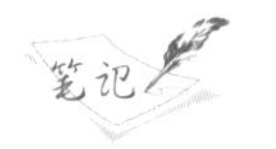

中性粒细胞百分比 83.4%；生化：白蛋白 31.46 g/L，钠 131.74 mmol/L，总钙 1.96 mmol/L，乳酸脱氢酶 635.72 U/L，α- 羟丁酸脱氢酶 266.00 U/L，肌红蛋白 102.43 μg/L，三酰甘油 19.70 mmol/L，总胆固醇 15.44 mmol/L；凝血全套：纤维蛋白原浓度 7.91 g/L，D- 二聚体 10.00 μg/mL；肿瘤四项：铁蛋白＞ 1650.0 ng/mL，糖类抗原 -199 50.21 U/mL；游离甲状腺激素：游离三碘甲状腺原氨酸 2.29 pg/mL，超敏促甲状腺素 0.316 mIU/L；胰腺功能：淀粉酶 316.71 U/L，脂肪酶 1425.78 U/L，胰淀粉酶 273.56 U/L；降钙素原 1.91 ng/mL。治疗上给予禁食、抑酸、抑酶、药物及 CRRT 降血脂、补液扩容、抗凝、改善微循环、空肠置管、通便导泻、芒硝外敷减轻水肿、维持水电解质酸碱平衡等对症支持治疗。12 月 21 日因患者有发热，体温最高 37.9 ℃，有咳嗽，咳少许黄痰，双肺听诊可闻及少许啰音，血常规检查提示白细胞及中性粒细胞升高，考虑肺部感染，经验性予哌拉西林钠他唑巴坦钠（4.5 g，每 8 小时 1 次）抗感染。经治疗，患者目前血脂较前下降，可闻及肠鸣音，尝试予少量滋养型肠内营养，肌酐较前明显下降。12 月 24 日复查 CT：考虑急性坏死性胰腺炎并周围渗出、积液；左侧胸腔积液，两肺散在渗出、实变；脂肪肝；左侧肾上腺稍粗（图 16-1）。三酰甘油 9.31 mmol/L。患者一般情况较前改善，转入专科普通病房继续治疗。

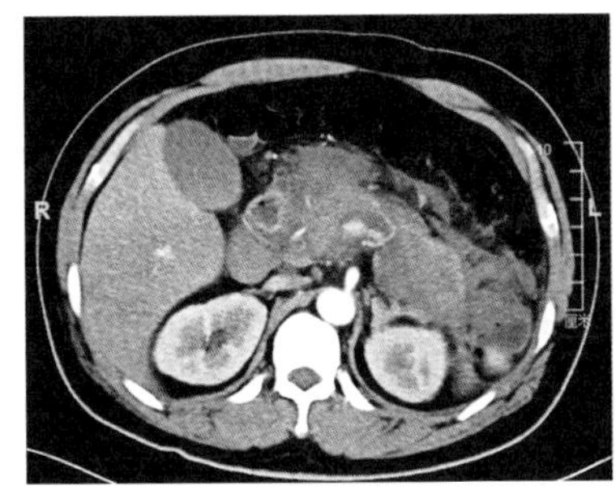
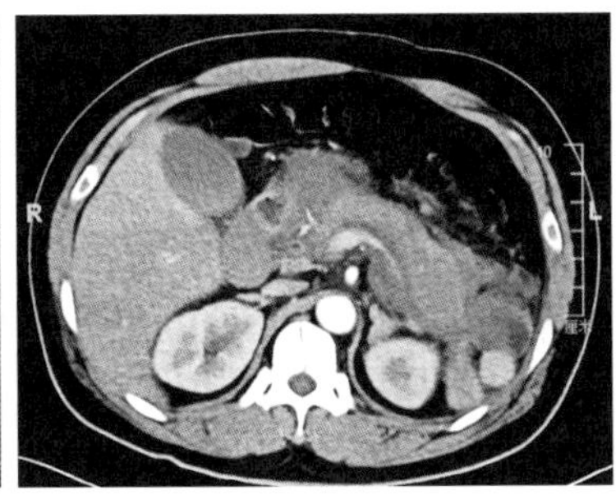

图 16-1 12 月 24 日复查 CT

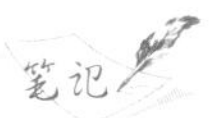

病例分析

高三酰甘油血症（hypertriglyceridemia，HTG）是急性胰腺炎最常见的病因之一。临床上尽早识别高三酰甘油血症性胰腺炎（HTG-induced pancreatitis，HTGP）对恰当治疗和预防进一步发作很重要。

三酰甘油本身并不具有毒性。实际上，由于脂质代谢紊乱导致血清游离脂肪酸（free fat acid，FFA）增多超过组织对 FFA 的氧化能力时，过度沉积是急性胰腺炎期间出现脂毒性的原因。因此，HTG 患者中急性胰腺炎的严重程度既取决于胰腺炎自身造成的炎症反应，还取决于三酰甘油水解所致脂毒性造成的损伤。

大多数情况下，HTG 是暂时性的，在 2 ～ 3 日内恢复到接近正常水平，具体时间取决于病因。然而，重度或极重度 HTG 合并高脂肪酶水平（＞正常值上限的 3 倍）的患者存在极高水平的 FFA，并可在急性胰腺炎、FFA 对 Toll 样受体（toll-like receptor，TLR）2 与 TLR4 的直接激活及直接脂毒性的作用下进一步并发全身性炎症。虽然尚无明确的生物学标志物可确定急性胰腺炎的脂毒性效应在三酰甘油水平正常时无体现，但数项研究在重症病例中发现了血钙水平下降。

专家点评

HTGP 的首发表现与其他原因所致急性胰腺炎相似，均为持续的剧烈上腹疼痛、恶心和呕吐。大多数 HTGP 成人患者在 40 多岁出现症状。然而，存在某些遗传性 HTG（如Ⅰ型高脂血症）的患者可在儿童期早期或青春期发生急性胰腺炎。

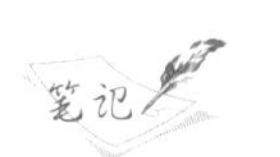

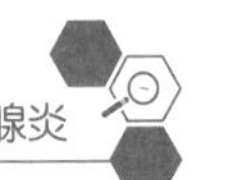

HTGP 患者可能有提示潜在 HTG 的体征，包括持续性高乳糜微粒血症所致手臂伸侧、腿部伸侧、臀部和背部的发疹性黄瘤，以及脂肪浸润引起的肝脾肿大。三酰甘油浓度超过 45 mmol/L 的患者可能发生视网膜脂血症。在这种情况下，由于大乳糜微粒对光的散射，视网膜微动脉和微静脉会呈淡粉色，眼底本身常常也会如此。视力不受影响，而且视网膜脂血症可随三酰甘油水平的下降而逆转。

相比于其他原因导致的胰腺炎，HTGP 患者容易出现重度胰腺炎。一项队列研究纳入了 400 例急性胰腺炎患者，其中 210 例在就诊 72 小时内检测三酰甘油，结果显示 86 例存在 HTG。该研究发现，HTG 患者比三酰甘油正常的患者更可能存在持续性器官衰竭（40% *vs.* 17%）。

三酰甘油升高的程度与急性胰腺炎的严重程度相关，但其他因素也可能影响急性胰腺炎的严重程度，例如胰脂肪酶活性、血清 FFA 清除效率及胰腺损伤的严重程度。一项回顾性研究纳入了 1539 例急性胰腺炎患者，其中 461 例（30%）三酰甘油水平升高，结果发现，重度急性胰腺炎的发生率随三酰甘油水平升高而增加。在 112 例重度或极重度 HTG 患者中，32 例患者（29%）发生了急性坏死性液体积聚，39 例患者（35%）发生了胰腺坏死。而且，持续性器官衰竭、多器官衰竭和持续性全身炎症反应综合征（systemic inflammatory response syndrome，SIRS）患者的比例随 HTG 程度的增加而增加。

当血清三酰甘油水平高时，血清会变为乳状（乳白色）。三酰甘油水平升高可导致钠、淀粉酶和低密度脂蛋白（low density lipoprotein，LDL）的常规检测值发生改变。血清样本中过量的三酰甘油可导致假性低钠血症。血清三酰甘油＞ 5.6 mmol/L 可导致淀粉酶水平假性正常，这很可能是因为热量计读数受到了干扰。连续稀

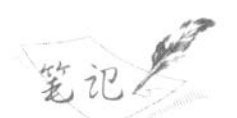

释血清淀粉酶样本可减轻三酰甘油的干扰。

HTGP 患者的治疗包括治疗急性胰腺炎和降低血清三酰甘油，目的是预防坏死性胰腺炎和器官衰竭。HTG 的主要初始治疗方式为血浆分离置换和降脂药物治疗。然而，尚缺乏比较其疗效的随机试验。我们针对 HTGP 患者 HTG 采用的初始治疗方法基于急性胰腺炎的严重程度。

HTGP 患者需接受长期治疗以预防急性胰腺炎复发和 HTG 的其他并发症。治疗内容包括药物治疗和膳食脂肪限制。其他非药物干预措施包括：肥胖患者减肥、有氧运动、避免使用浓缩糖和升高血清三酰甘油的药物，以及糖尿病患者严格控制血糖。

参考文献

1. FORTSON M R，FREEDMAN S N，WEBSTER P D 3rd. Clinical assessment of hyperlipidemic pancreatitis. Am J Gastroenterol，1995，90（12）：2134-2139.
2. TOSKES P P. Hyperlipidemic pancreatitis. Gastroenterol Clin North Am，1990，19（4）：783-791.
3. ZHU Y，PAN X，ZENG H，et al. A Study on the Etiology，Severity，and Mortality of 3260 Patients With Acute Pancreatitis According to the Revised Atlanta Classification in Jiangxi，China Over an 8-Year Period. Pancreas，2017，46（4）：504-509.
4. NAVINA S，ACHARYA C，DELANY J P，et al. Lipotoxicity causes multisystem organ failure and exacerbates acute pancreatitis in obesity. Sci Transl Med，2011，3（107）：107ra110.
5. YANG F，WANG Y，STERNFELD L，et al. The role of free fatty acids，pancreatic lipase and Ca^{2+} signalling in injury of isolated acinar cells and pancreatitis model in lipoprotein lipase-deficient mice. Acta Physiol（Oxf），2009，195（1）：13-28.
6. DOMINGUEZ-MUÑOZ J E，MALFERTHEINER P，DITSCHUNEIT H H，et al. Hyperlipidemia in acute pancreatitis. Relationship with etiology，onset，and severity

笔记

of the disease. Int J Pancreatol，1991，10（3-4）：261-267.

7. DENG L H，XUE P，XIA Q，et al. Effect of admission hypertriglyceridemia on the episodes of severe acute pancreatitis. World J Gastroenterol，2008，14（28）：4558-4561.
8. ALAGÖZLÜ H，CINDORUK M，KARAKAN T，et al. Heparin and insulin in the treatment of hypertriglyceridemia-induced severe acute pancreatitis. Dig Dis Sci，2006，51（5）：931-933.
9. DURRINGTON P. Dyslipidaemia. Lancet，2003，362（9385）：717-731.
10. NAYAK K R，DALY R G. Images in clinical medicine. Eruptive xanthomas associated with hypertriglyceridemia and new-onset diabetes mellitus. N Engl J Med，2004，350（12）：1235.
11. KUMAR J，WIERZBICKI A S. Images in clinical medicine. Lipemia retinalis. N Engl J Med，2005，353（8）：823.
12. KOUTROUMPAKIS E，SLIVKA A，FURLAN A，et al. Management and outcomes of acute pancreatitis patients over the last decade：A US tertiary-center experience. Pancreatology，2017，17（1）：32-40.
13. BERGLUND L，BRUNZELL J D，GOLDBERG A C，et al. Evaluation and treatment of hypertriglyceridemia：an Endocrine Society clinical practice guideline. J Clin Endocrinol Metab，2012，97（9）：2969-2989.
14. WAN J，HE W，ZHU Y，et al. Stratified analysis and clinical significance of elevated serum triglyceride levels in early acute pancreatitis：a retrospective study. Lipids Health Dis，2017，16（1）：124.
15. NAWAZ H，KOUTROUMPAKIS E，EASLER J，et al. Elevated serum triglycerides are independently associated with persistent organ failure in acute pancreatitis. Am J Gastroenterol，2015，110（10）：1497-1503.

笔记

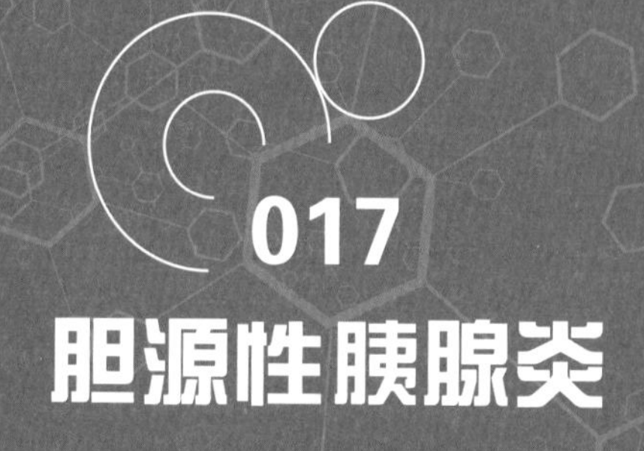

017 胆源性胰腺炎

病历摘要

患者，男，55 岁。主诉：腹痛伴恶心、呕吐 1 天。于 2018 年 8 月 3 日入院。

[现病史] 患者于 1 天前解大便后全身大汗，并有腹痛，自行服用藿香正气水后感恶心、呕吐，呕吐物为胃内容物，呈清水样，无胸闷、气促，无腹痛、腹泻，无四肢抽搐等。此后呕吐 2 次，性质同前。于 2018 年 8 月 1 日 8 时在高安市某医院就诊，查 CT 提示急性胰腺炎（未见具体报告），血淀粉酶 1612.9 U/L，治疗上给予胃肠减压、大黄导泻等治疗（具体不详），效果不佳，为求进一步治疗遂来我院急诊就诊，CT 示急性胰腺炎，胆囊多发性结石并胆囊炎及胆系梗阻，腹腔大量积液，左肾结石，双肾絮状渗出，感染可能，

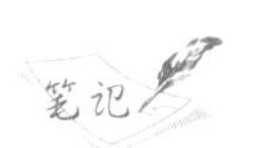

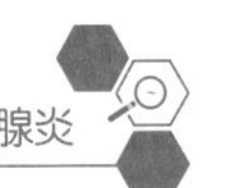

盆腔肠管局部积液，建议短期复查；盆腔少量积液；前列腺钙化。给予抑酸、抑酶、通便导泻等治疗，考虑患者病情较重，请我科医师会诊，为进一步治疗遂拟“急性胰腺炎”收入我科。自起病以来患者精神、食欲、睡眠尚可，大便次数减少，小便正常。

[既往史] 既往有脑出血病史 1 年，脑梗病史半年，遗留左侧肢体肌力差。否认吸烟史；饮酒 30 余年，每天 2 两左右白酒。否认过敏史。否认家族遗传病史。

[入院查体] 体温 36.8 ℃，心率 105 次 / 分，呼吸 20 次 / 分，血压 130/94 mmHg，SpO_2 94%（面罩高流量给氧，8 L/min），双侧瞳孔等大等圆，直径 2.5 mm，对光反射灵敏，双上肺呼吸音粗，双下肺呼吸音弱，心律齐，各瓣膜未闻及病理性杂音。腹稍膨，脐周及两胁部未见青紫，腹肌稍紧张，全腹有压痛，无明显反跳痛，双下肢无水肿，左上肢肌力 0 级，左下肢Ⅱ～Ⅲ级，病理反射未引出。

[辅助检查]

1）实验室检查。血常规：白细胞计数 11.11×10^9/L，红细胞计数 4.46×10^{12}/L，血红蛋白 139 g/L，血小板计数 68×10^9/L，中性粒细胞百分比 91.5%。生化：白蛋白 28.31 g/L，总胆红素 51.87 μmol/L，直接胆红素 19.31 μmol/L，间接胆红素 32.56 μmol/L，天冬氨酸转氨酶 75.81 U/L，丙氨酸转氨酶 179.26 U/L，碱性磷酸酶 194.69 U/L，肌酐 74.33 μmol/L，钾 3.94 mmol/L，钠 143.23 mmol/L，氯 108.74 mmol/L，总钙 2.10 mmol/L，总胆固醇 2.70 mmol/L，三酰甘油 1.49 mmol/L，高密度脂蛋白 0.59 mmol/L，低密度脂蛋白 1.23 mmol/L。胰腺功能：淀粉酶 143.15 U/L，脂肪酶 604.89 U/L，胰淀粉酶 119.2 U/L。凝血全套：纤维蛋白原 4.19 g/L，D- 二聚体 4.80 μg/mL，余指标正常。游离甲状腺激素：游离甲状腺素 1.02 ng/dL，超敏促甲状腺素

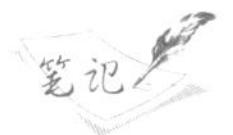

0.154 mIU/L，游离三碘甲状腺原氨酸 1.88 pg/mL。PCT 1.04 ng/mL。乳酸 1.52 mmol/L。血气分析：氧分压 61 mmHg（面罩高流量给氧，8 L/min）。

2）影像学检查。胸腹部 CT：①急性胰腺炎；胆囊多发性结石并胆囊炎及胆系梗阻；腹腔大量积液。②左肾结石；双肾絮状渗出，感染可能。③盆腔肠管局部积液，盆腔少量积液；前列腺钙化。④两肺下叶实变并两侧胸腔积液；心影增大；心包腔少量积液（图 17-1）。

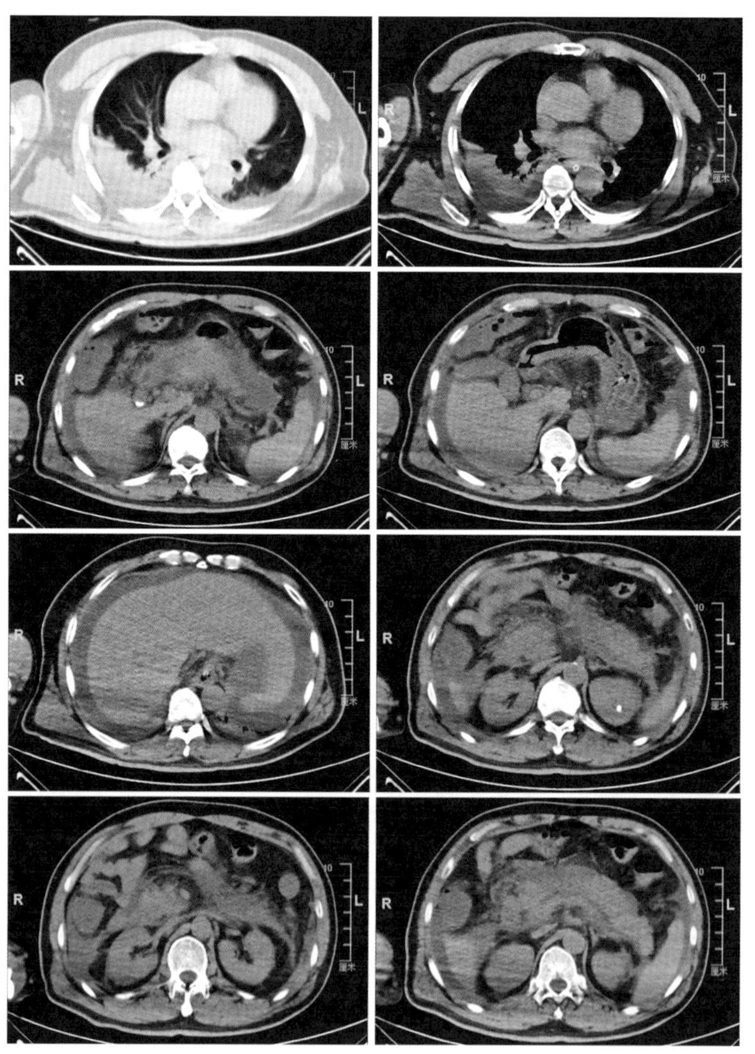

图 17-1 胸腹部 CT

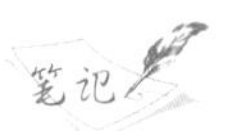

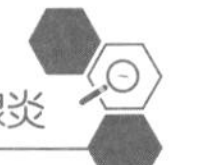

［诊断］ ①急性重症胰腺炎；②胆囊结石并胆囊炎；③呼吸衰竭；④肺部感染；⑤多浆膜腔积液（胸腔、腹腔）；⑥低蛋白血症；⑦左肾结石；⑧血小板减少症；⑨脑梗死后遗症。

［治疗过程］ 入科后予禁食、腹腔穿刺引流、胃肠减压、生长抑素抑酶、泮托拉唑抑酸护胃、芒硝外敷、低分子肝素抗凝、哌拉西林钠他唑巴坦钠及奥硝唑抗感染、氨基酸及脂肪乳等肠外营养支持、维持水电解质平衡、阿托伐他汀调脂稳定斑块、阿司匹林抗血小板聚集等治疗。2018 年 8 月 3 日出现胸闷、痰液较多、自主咳痰能力差，血氧饱和度低，予气管插管接呼吸机辅助呼吸。2018 年 8 月 8 日复查胸部及腹部 CT：两肺渗出、实变，双侧胸腔积液，心包少量积液，与 2018 年 8 月 2 日 CT 片比较，左肺渗出、实变范围增大，双侧胸腔积液增多；急性胰腺炎，与 2018 年 8 月 2 日 CT 片比较，腹腔积液减少，新增胰周少量积血，胆囊多发性结石，左肾结石，双肾周少量渗出，前列腺钙化，肝实质稍低密度结节，腹腔部分肠管积气、积液（图 17-2）。

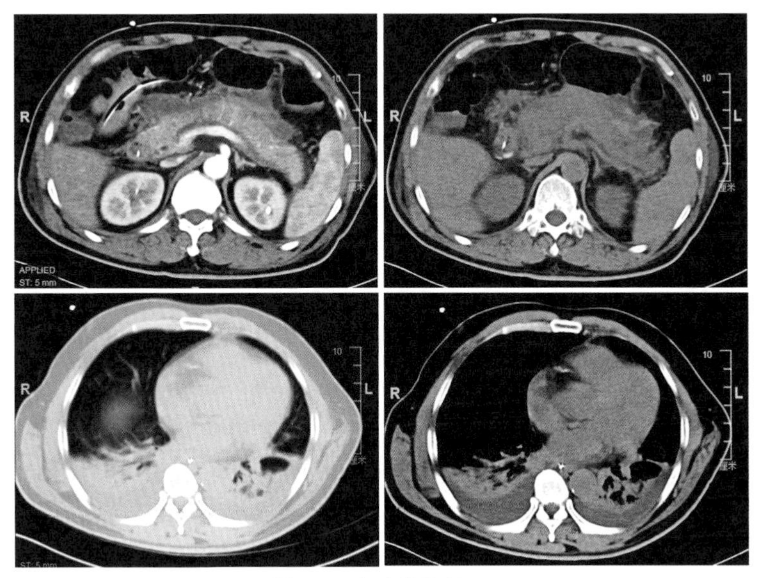

图 17-2 复查胸腹部 CT

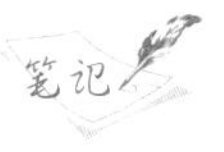

2018 年 8 月 9 日开始空肠管启动肠内营养。至 8 月 15 日患者神志清楚，能言语，反应稍迟钝，能配合指令性动作，无腹痛、腹胀，无恶心、呕吐，无胸闷、气促，稍有咳嗽、咳痰，体温正常，复查血常规 + CRP：CRP 6.58 mg/L，红细胞计数 3.70×10^{12}/L，血红蛋白 114 g/L，血小板计数 313×10^{9}/L，中性粒细胞百分比 79.1%。肝功能Ⅰ（11 项）：白蛋白 38.19 g/L，总胆红素 13.00 μmol/L，直接胆红素 3.83 μmol/L，间接胆红素 9.17 μmol/L，天冬氨酸转氨酶 25.10 U/L，丙氨酸转氨酶 22.56 U/L，凝血四项、电解质基本正常，转入肝胆外科普通病房继续治疗。8 月 22 日好转出院。

病例分析

有许多情况都可诱发急性胰腺炎，但是仅小部分具有这些诱发因素的患者发病。只有 3% ～ 7% 的胆石症患者发生急性胰腺炎。研究者提出胆石性胰腺炎的始发事件可能有 2 种：在胆石排出过程中，壶腹部一过性阻塞导致胆汁反流进入胰管；或胆石排出导致胆石或水肿梗阻壶腹部。

专家点评

对急性胰腺炎患者，除了治疗胰腺炎及其相关并发症外，处理基础易感因素也很重要。胆石性胰腺炎患者的结石大多会进入十二指肠。然而，少数患者会因结石阻塞胆道或 Vater 壶腹而导致持续性胆管和胰管梗阻，进而引起急性胰腺炎和胆管炎。

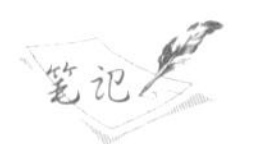

对于胆石性胰腺炎和胆管炎患者，内镜下逆行胰胆管造影

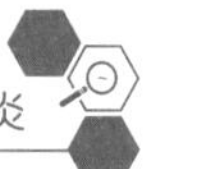

（endoscopic retrograde cholangiopancreatography，ERCP）应在病程早期（入院后24小时内）进行。ERCP的其他指征包括：胆总管梗阻（影像学上可见结石）、胆总管扩张或不伴胆管炎的肝功能检测指标升高。

在没有胆总管梗阻的情况下，不伴胆管炎的胆石性胰腺炎患者（轻度或重度）无须进行ERCP。当没有胆管炎但怀疑胆管梗阻时，可在24小时后再次检测肝功能以确定指标是否改善，或可进行磁共振胆胰管成像（magnetic resonance cholangiopancreatography，MRCP）或超声内镜（endoscopic ultrasound，EUS）检查以明确胆总管中有无结石。对于EUS或MRCP检查发现结石的患者，有必要进行ERCP联合括约肌切开取石术，这有助于预防将来发生胆源性胰腺炎。如果不行胆囊切除术，这些患者仍有发生急性胆囊炎、胆绞痛和胆石症胆囊并发症的风险。对于急性胆管炎合并持续性梗阻的患者，实施早期（＜24小时）ERCP联合乳头切开术或外科手术取出胆管结石，可能会减轻胆石性胰腺炎的症状。

对于不伴胆管炎的胆石性胰腺炎合并持续性梗阻患者，不需要行早期（＜24小时）ERCP。对于此类患者，若高度怀疑有胆管结石，则可在胆囊切除术前行治疗性ERCP；若胆囊切除术中胆管造影显示有结石，则可在术后行治疗性ERCP。在一项纳入8项随机试验的系统评价中，对无胆管炎患者行早期ERCP并未显著降低胰腺相关并发症、单器官功能衰竭和死亡的发生风险。然而，一项试验显示，接受早期ERCP的患者住院时长缩短。

所有胆石性胰腺炎患者，包括已行内镜下括约肌切开术的患者，在恢复后都应行胆囊切除术。轻度胰腺炎患者通常可在恢复后7日内安全进行胆囊切除术，并且手术可在该次住院期间完成。重度坏

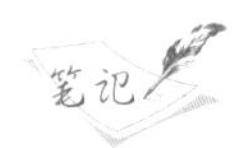

死性胰腺炎患者应在活动性炎症消退、积液消除或稳定后再行胆囊切除术。如果未能行胆囊切除术，6 ～ 18 周急性胰腺炎、胆囊炎或胆管炎复发的风险为 25% ～ 30%。未行括约肌切开术的患者胰腺炎复发风险最高。

大部分有胆泥的患者没有临床症状。然而，20% ～ 40% 无其他明显病因的急性胰腺炎患者中通常可见胆泥。胆泥在超声下表现为可移动的低振幅回声，位于胆囊的重力依赖区最低处，且无声影。但是，超声对胆泥的敏感性较低。如果病因不明确，即使是在胰腺炎发生后，我们仍会行 EUS 以寻找胆囊或胆管内有无微结石。存在胆泥且有过胰腺炎发作的患者应切除胆囊。有研究表明，胆泥可引发胰腺炎，并且此类患者可能会从干预中获益。在一项随机试验中，85 例患者在特发性急性胰腺炎首次发作后被分配至腹腔镜胆囊切除术组或保守观察等待组。在中位时间 36 个月的随访期间，腹腔镜胆囊切除术组的特发性急性胰腺炎复发率显著低于对照组（10% *vs.* 30%），需治疗 5 例患者才能预防 1 次特发性急性胰腺炎发作。然而，该研究未通过 EUS 检测小胆结石或胆泥。在 39 例行胆囊切除术的患者中，有 23 例（59%）在术中检出了胆结石或胆泥。

参考文献

1. MOREAU J A，ZINSMEISTER A R，MELTON L J 3rd，et al. Gallstone pancreatitis and the effect of cholecystectomy：a population-based cohort study. Mayo Clin Proc，1988，63（5）：466-473.
2. BESS M A，EDIS A J，VAN HEERDEN J A. Hyperparathyroidism and pancreatitis. Chance or a causal association? JAMA，1980，243（3）：246-247.
3. OPIE E L. The etiology of acute hemorrhagic pancreatitis. Bull Johns Hopkins Hosp，1901，12：182.

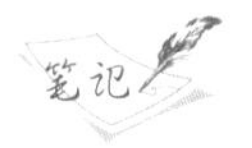

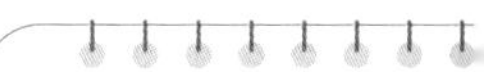

4. LERCH M M, SALUJA A K, RÜNZI M, et al. Pancreatic duct obstruction triggers acute necrotizing pancreatitis in the opossum. Gastroenterology, 1993, 104（3）: 853-861.
5. Working Group IAP/APA Acute Pancreatitis Guidelines. IAP/APA evidence-based guidelines for the management of acute pancreatitis. Pancreatology, 2013, 13（4 Suppl 2）: el-e15.
6. RÜNZI M, SALUJA A, LERCH M M, et al. Early ductal decompression prevents the progression of biliary pancreatitis: an experimental study in the opossum. Gastroenterology, 1993, 105（1）: 157-164.
7. FAN S T, LAI E C, MOK F P, et al. Early treatment of acute biliary pancreatitis by endoscopic papillotomy. N Engl J Med, 1993, 328（4）: 228-232.
8. van SANTVOORT H C, BESSELINK M G, DE VRIES A C, et al. Early endoscopic retrograde cholangiopancreatography in predicted severe acute biliary pancreatitis: a prospective multicenter study. Ann Surg, 2009, 250（1）: 68-75.
9. PETROV M S, VAN SANTVOORT H C, BESSELINK M G, et al. Early endoscopic retrograde cholangiopancreatography versus conservative management in acute biliary pancreatitis without cholangitis: a meta-analysis of randomized trials. Ann Surg, 2008, 247（2）: 250-257.
10. CROCKETT S D, WANI S, GARDNER T B, et al. American gastroenterological association institute guideline on initial management of acute pancreatitis. Gastroenterology, 2018, 154（4）: 1096-1101.
11. VEGE S S, DIMAGNO M J, FORSMARK C E, et al. Initial medical treatment of acute pancreatitis: American gastroenterological association institute technical review. Gastroenterology, 2018, 154（4）: 1103-1139.
12. LAWS H L, KENT R B 3rd. Acute pancreatitis: management of complicating infection. Am Surg, 2000, 66（2）: 145-152.
13. UHL W, MÜLLER C A, KRÄHENBÜHL L, et al. Acute gallstone pancreatitis: timing of laparoscopic cholecystectomy in mild and severe disease. Surg Endosc, 1999, 13（11）: 1070-1076.
14. ABOULIAN A, CHAN T, YAGHOUBIAN A, et al. Early cholecystectomy safely decreases hospital stay in patients with mild gallstone pancreatitis: a randomized

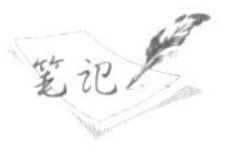

prospective study. Ann Surg，2010，251（4）：615-619.

15. HERNANDEZ V，PASCUAL I，ALMELA P，et al. Recurrence of acute gallstone pancreatitis and relationship with cholecystectomy or endoscopic sphincterotomy. Am J Gastroenterol，2004，99（12）：2417-2423.
16. CALVO M M，BUJANDA L，CALDERÓN A，et al. Role of magnetic resonance cholangiopancreatography in patients with suspected choledocholithiasis. Mayo Clin Proc，2002，77（5）：422-428.
17. ROS E，NAVARRO S，BRU C，et al. Occult microlithiasis in 'idiopathic' acute pancreatitis：prevention of relapses by cholecystectomy or ursodeoxycholic acid therapy. Gastroenterology，1991，101（6）：1701-1709.
18. LEE S P，NICHOLLS J F，PARK H Z. Biliary sludge as a cause of acute pancreatitis. N Engl J Med，1992，326（9）：589-593.
19. RÄTY S，PULKKINEN J，NORDBACK I，et al. Can Laparoscopic Cholecystectomy Prevent Recurrent Idiopathic Acute Pancreatitis? A Prospective Randomized Multicenter Trial. Ann Surg，2015，262（5）：736-741.
20. MORAES J M，FELGA G E，CHEBLI L A，et al. A full solid diet as the initial meal in mild acute pancreatitis is safe and result in a shorter length of hospitalization：results from a prospective，randomized，controlled，double-blind clinical trial. J Clin Gastroenterol，2010，44（7）：517-522.
21. ECKERWALL G E，TINGSTEDT B B，BERGENZAUN P E，et al. Immediate oral feeding in patients with mild acute pancreatitis is safe and may accelerate recovery--a randomized clinical study. Clin Nutr，2007，26（6）：758-763.

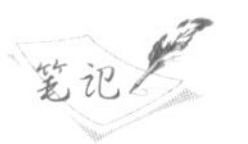

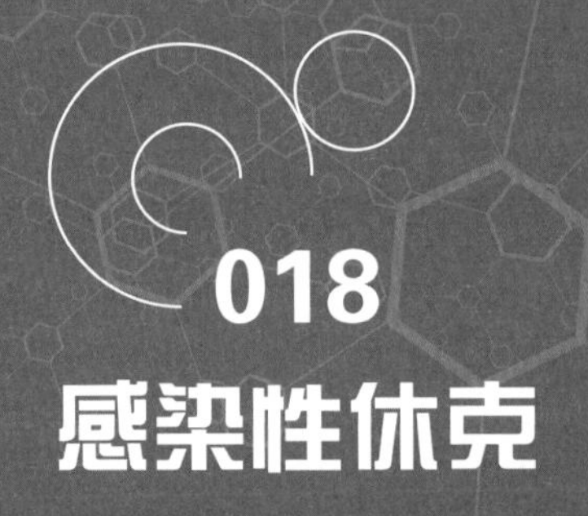

018 感染性休克

病历摘要

患者，男，90 岁。主诉：右下腹疼痛伴发热 1 天余。于 2018 年 10 月 28 日入院。

［现病史］ 患者 10 月 27 日凌晨 1 点无明显诱因出现腹痛，伴腹泻，起先为脐周疼痛，后转移为右下腹疼痛，当时无恶心、呕吐，无发热等不适。27 日早上疼痛加重，遂至南昌大学某附属医院就诊，行腹部 CT 提示考虑阑尾粪石堵塞，并予以相关治疗（具体治疗不详），16 时左右出现发热，畏寒，考虑感染性休克，给予抗感染治疗后，体温有所下降，并于夜间行阑尾切除术。患者家属为求进一步诊治，转入我院就诊，考虑患者高龄，病情危重，拟“感染性休克”收入我科。患者自起病以来，精神较差，未进食，睡眠差，大小便正常，

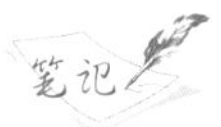

体重无明显下降。

［既往史］ 高血压、冠心病病史。

［入院查体］ 体温 36.3 ℃，脉搏 91 次 / 分，呼吸 18 次 / 分，血压 88/54 mmHg（去甲肾上腺素维持血压），SpO_2 96%（气管插管接呼吸机辅助通气，SPONT 模式，FiO_2 50%）。双侧瞳孔等大等圆，对光反射灵敏，双肺呼吸音粗糙，双肺未闻及湿啰音，心音有力，心率 91 次 / 分，未闻及杂音。腹部稍膨隆，腹肌稍紧张，全腹有压痛及反跳痛，右下腹可见一长 8 cm 手术切口，纱布覆盖无明显渗出，引流管通畅，引流少许血性液体。肝、脾肋下未触及。腹部叩诊呈鼓音，肝上界位于右锁骨中线第五肋间，肝浊音界无缩小，肝肾区无叩击痛，移动性浊音（–），肠鸣音弱，无血管杂音。神经系统查体未见异常。

［辅助检查］

1）影像学检查。南昌大学某附属医院腹部 CT 提示考虑阑尾粪石堵塞。

2）实验室检查。血常规：白细胞计数 32.85×10^9/L，红细胞计数 4.14×10^{12}/L，血红蛋白 123 g/L，血小板计数 55×10^9/L，中性粒细胞百分比 94.7%，中性粒细胞绝对值 31.12×10^9/L。全血乳酸测定：乳酸 3.01 mmol/L；PCT ＞ 100 ng/mL。尿液分析：隐血（++），蛋白质（+），镜检颗粒管型（+），RBC（++）。B 型脑钠肽 438.91 pg/mL。生化：总蛋白 53.28 g/L，白蛋白 31.62 g/L，总胆红素 17.62 μmol/L，直接胆红素 6.07 μmol/L，肌酐 139.11 μmol/L；红细胞沉降率 44 mm/h。凝血全套：INR 1.45，D- 二聚体 25.40 μg/mL，凝血因子Ⅷ 269.9%，纤维蛋白（原）降解产物 46.4 μg/mL。

常规心电图检查：①窦性心律；②大致正常心电图。

［诊断］ ①感染性休克；②脓毒症；③急性弥漫性腹膜炎；

④多器官功能障碍综合征（呼吸、循环、肾脏、肝脏、凝血）；⑤低蛋白血症；⑥高血压；⑦急性阑尾炎伴脓肿（术后）。

［治疗过程］ 入院后完善相关检查，血常规：白细胞计数 32.85×10^9/L，红细胞计数 4.14×10^{12}/L，血红蛋白 123 g/L，血小板计数 55×10^9/L，中性粒细胞百分比 94.7%，中性粒细胞绝对值 31.12×10^9/L。全血乳酸测定：乳酸 3.01 mmol/L；PCT ＞ 100 ng/mL。尿液分析：隐血（++），蛋白质（+），镜检颗粒管型（+），RBC（++）。B 型脑钠肽 438.91 pg/mL。生化：总蛋白 53.28 g/L，白蛋白 31.62 g/L，总胆红素 17.62 μmol/L，直接胆红素 6.07 μmol/L，肌酐 139.11 μmol/L；血沉 44 mm/h。凝血全套：INR 1.45，D- 二聚体 25.40 μg/mL，凝血因子Ⅷ 269.9%，纤维蛋白（原）降解产物 46.4 μg/mL。常规心电图检查：①窦性心律；②大致正常心电图。心脏彩超：左右心房大；轻度肺动脉高压；三尖瓣中重度反流、二尖瓣轻度反流、主动脉瓣微量反流；左室舒张功能减退。双侧髂、股、腘、胫前、胫后动静脉彩超：双侧髂、股、腘、胫前、胫后静脉未见明显异常。治疗上经验性给予比阿培南强力抗感染，以及氧疗、通便、纳肛、抗休克、去甲肾上腺素维持血压、乌司他汀抑制炎症反应、胸腺肽调节免疫力、兰索拉唑护胃预防应激性溃疡、白介素 -11 升血小板、申请输注血浆改善凝血功能、补充血容量、维持水电解质酸平衡、镇痛、镇静、预防深静脉血栓等治疗。经治疗患者症状较前明显改善，无发热，感染指标较前明显下降，腹部体征较前改善，全腹软，右下腹轻压痛。11 月 3 日复查颅脑、胸腹 CT：脑退变；双侧胸腔积液并两肺实变影，左肺下叶钙化结节，心包少量积液；阑尾术后改变，肝内低密结节，囊肿可能，双肾多发囊肿，前列腺增生、钙化。11 月 5 日血常规：白细胞计数 7.53×10^9/L，红细胞计数 3.80×10^{12}/L，血红蛋白 110 g/L，

笔记

血小板计数 131×10⁹/L，中性粒细胞百分比 69.7%。考虑患者感染得到控制，全身炎症反应较前明显减轻，一般情况尚可，于 11 月 6 日停用比阿培南，降阶梯改为哌拉西林他唑巴坦抗感染。目前患者一般情况尚稳定，家属要求回当地医院继续治疗。

病例分析

脓毒性休克是一种血管扩张性 / 分布性休克。脓毒性休克是指循环、细胞和代谢异常的脓毒症，比单纯脓毒症的死亡风险更大。临床上包括符合脓毒症标准、进行了充分的液体复苏后仍需要血管加压药来维持平均动脉压（mean arterial pressure，MAP）≥ 65 mmHg，以及乳酸＞ 2 mmol/L（＞ 18 mg/dL）的患者。根据 SOFA 评分的预测，符合脓毒性休克诊断标准的患者死亡率高于不符合的患者（≥ 40% *vs.* ≥ 10%）。

开放气道（如有指征）和纠正低氧血症，以及为早期给予液体和抗生素而建立静脉通路是治疗脓毒症和脓毒性休克患者的首要措施。建立静脉通路和稳定气道的同时，通常初步采集简要病史并进行体格检查、实验室检查、微生物学检查（包括血培养）和影像学检查。这种简要评估可帮助医生找到关于脓毒症疑似来源和并发症的线索，帮助指导经验性治疗和进行其他检查。

诊断脓毒症和脓毒性休克通常需要结合临床表现、实验室检查、影像学检查、生理学和微生物学数据。医生通常依据临床表现做出经验性诊断，或在实验室检查结果明确时（如心内膜炎患者的血培养阳性）或对抗生素治疗有明显反应时做出回顾性诊断。需注意的是发现致病微生物虽然可取，但不一定可行，因为在许多患者血培

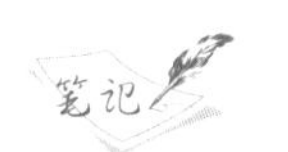

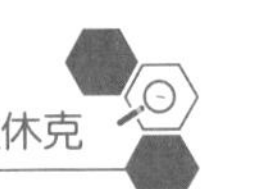

养时并没有发现任何微生物，可能是因为部分患者进行血培养之前已接受了抗生素治疗。

专家点评

初始复苏的基础是快速恢复灌注和早期给予抗生素。组织灌注主要通过积极给予 IVF 实现，通常是晶体溶液（平衡晶体液或生理盐水），用量为 30 mL/kg（实际体重），在发病后 1 小时内开始并在最初 3 小时内完成。对于脓毒症患者，一些随机试验和 Meta 分析报道称，使用白蛋白和晶体溶液时患者死亡率无差异，但一项 Meta 分析显示白蛋白降低了脓毒性休克患者的死亡率。在危重患者中进行的一项生理盐水和白蛋白容量复苏的评估研究（SAFE study）发现，即使对于严重脓毒症亚组患者（占总研究人群的 18%），白蛋白相比生理盐水也没有更多获益。目前没有指南指出各种晶体溶液中哪一种更有益。

经验性抗生素治疗以感染的疑似微生物和部位为目标，最好在发病后 1 小时内、获取培养标本后即开始。通过初步采集简要病史以及初步的实验室检查和影像学检查，通常可以识别出感染的疑似来源。然而，可能还需要其他的诊断性检查或干预来明确感染部位。除了给予抗生素外，对于封闭间隙的感染尤其还需要立即引流或清创（如针对脓胸、脓肿），以有效控制感染原。抗生素的选择可能很复杂，应考虑患者的病史（如近期接受过的抗生素、既往微生物感染）、共存疾病（如糖尿病、器官衰竭）、免疫缺陷（如 HIV）、感染发生的临床背景（如社区获得性或医院获得性）、怀疑的感染部位、是否留置侵入性装置、革兰染色数据，以及当地微生物的流行情况

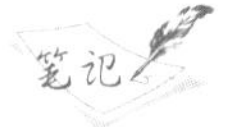

和耐药情况。

对于充分液体复苏和抗生素治疗后仍有持续灌注不足的患者，应再次评估其液体治疗反应性，抗生素方案是否恰当和脓毒症病灶控制是否充分，脓毒症和（或）其感染原的诊断是否准确，以及是否可能发生了预料之外的并发症或同时还存在其他问题（如插入中心静脉导管后发生气胸）。

一旦患者显示出对治疗有反应，就应侧重于继续控制脓毒症病灶，并酌情将液体和抗生素治疗降阶。这可能发生在数小时或数日内，具体取决于治疗反应指标和患者个体的情况。

参考文献

1. SINGER M，DEUTSCHMAN C S，SEYMOUR C W，et al. The Third International Consensus Definitions for Sepsis and Septic Shock （Sepsis-3）. JAMA，2016，315（8）：801-810.
2. RHODES A，EVANS L E，ALHAZZANI W，et al. Surviving Sepsis Campaign：International Guidelines for Management of Sepsis and Septic Shock：2016. Intensive Care Med，2017，43（3）：304-377.
3. HOWELL M D，DAVIS A M. Management of Sepsis and Septic Shock. JAMA，2017，317（8）：847-848.
4. XU J Y，CHEN Q H，XIE J F，et al. Comparison of the effects of albumin and crystalloid on mortality in adult patients with severe sepsis and septic shock：a meta-analysis of randomized clinical trials. Crit Care，2014，18（6）：702.
5. JIANG L，JIANG S，ZHANG M，et al. Albumin versus other fluids for fluid resuscitation in patients with sepsis：a meta-analysis. PLoS One，2014，9（12）：e114666.
6. CAIRONI P，TOGNONI G，MASSON S，et al. Albumin replacement in patients with severe sepsis or septic shock. N Engl J Med，2014，370（15）：1412-1421.
7. JOHNSON M T，REICHLEY R，HOPPE-BAUER J，et al. Impact of previous

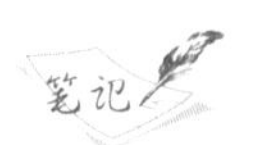

antibiotic therapy on outcome of Gram-negative severe sepsis. Crit Care Med，2011，39（8）：1859-1865.

8. VERHOEF J，HUSTINX W M，FRASA H，et al. Issues in the adjunct therapy of severe sepsis. J Antimicrob Chemother，1996，38（2）：167-182.
9. SIBBALD W J，VINCENT J L. Round table conference on clinical trials for the treatment of sepsis. Crit Care Med，1995，23（2）：394-399.
10. SEPTIMUS E J，COOPERSMITH C M，WHITTLE J，et al. Sepsis National Hospital Inpatient Quality Measure（SEP-1）：Multistakeholder Work Group Recommendations for Appropriate Antibiotics for the Treatment of Sepsis. Clin Infect Dis，2017，65（9）：1565-1569.
11. DE WAELE J J，AKOVA M，ANTONELLI M，et al. Antimicrobial resistance and antibiotic stewardship programs in the ICU：insistence and persistence in the fight against resistance. A position statement from ESICM/ESCMID/WAAAR round table on multi-drug resistance. Intensive Care Med，2018，44（2）：189-196.

笔记

019

俯卧位通气治疗急性呼吸窘迫综合征

病历摘要

患者，男，43 岁。主诉：发热伴咳嗽咳痰 2 天。于 2019 年 1 月 18 日入院。

[现病史] 患者 2 天前无明显诱因出现发热，体温 38 ℃左右，最高达 39.6 ℃，伴咳嗽、咳黄痰，活动后胸闷、气促加重，伴全身乏力，恶心、呕吐，腹泻，无腹痛。2019 年 1 月 18 日至南昌县某医院就诊，胸部 CT 示双肺多发异常密度影，暂考虑感染，予以拉氧头孢抗感染，症状稍好转，建议转上级医院进一步治疗，遂至我院急诊就诊，拟"肺部感染"收治入院，予莫西沙星抗感染等对症治疗，患者自患病以来，精神、饮食、睡眠欠佳，大便频，小便正常。近期体重无明显变化。

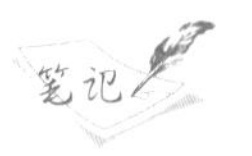

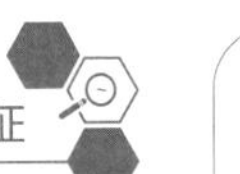

[既往史] 既往无特殊病史。吸烟20余年，每天30支，饮酒20余年，每天3两。否认遗传病史，否认过敏史。

[入院查体] 体温39.6 ℃，脉搏121次/分，呼吸20次/分，血压117/79 mmHg，神志清，查体合作。双肺呼吸音粗，未闻及明显干、湿啰音及胸膜摩擦音，心律齐，未闻及杂音及心包摩擦音。腹软，无压痛、反跳痛，双下肢无水肿，神经系统未及异常。

[辅助检查] 2019年1月18日外院胸部CT示双肺多发异常密度影，暂考虑感染。

[初步诊断] 肺部感染。

[治疗过程] 入院完善相关检查：2019年1月18日血常规：白细胞计数 5.90×10^9/L，中性粒细胞百分比77.6%，淋巴细胞百分比15.3%，电解质Ⅰ：钾3.21 mmol/L，钠130.51 mmol/L，氯95.63 mmol/L，总钙2.06 mmol/L，肌酶谱：天冬氨酸转氨酶78.82 U/L，肌酸激酶1030.16 U/L，肌酸激酶同工酶25.88 U/L，乳酸脱氢酶542.66 U/L，肌红蛋白143.44 μg/L，α-羟丁酸脱氢酶401.63 U/L，2019年1月19日血脂全套：总胆固醇3.96 mmol/L，三酰甘油1.85 mmol/L，高密度脂蛋白0.58 mmol/L，低密度脂蛋白2.22 mmol/L。2019年1月20日甲流抗原筛查、B型脑钠肽、血清肌钙蛋白Ⅰ、总IgE、隐球菌荚膜多糖试验、痰细菌培养等未见明显异常。2019年1月18日常规心电图检查十二通道：窦性心动过速。心脏彩超：三尖瓣微量反流；左室舒张功能减退。肝、胆、胰、脾、双肾彩超：脂肪肝；胆囊息肉；胰、脾、双肾未见明显异常。胸部正位X线检查：两肺感染、双侧胸腔积液可能（图19-1）。胸腔积液+定位彩超：双侧胸腔未见明显积液。

笔记

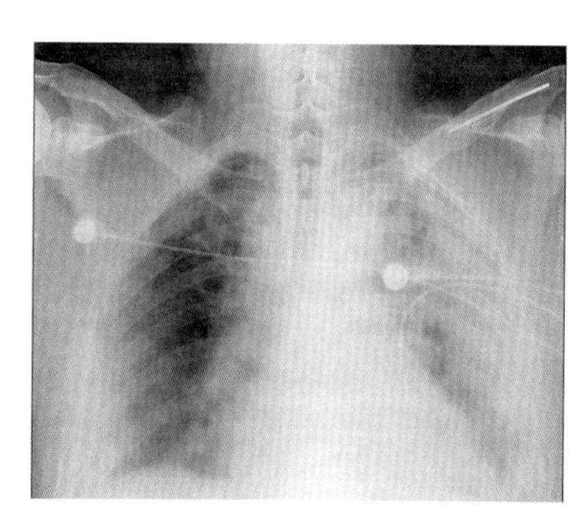

图 19-1 胸部正位 X 线检查

入院急查血气：pH 7.45，PO_2 51 mmHg，PCO_2 31 mmHg，SO_2 88%，立即予面罩给氧，5 L/min，1 小时后复查血气：PO_2 52 mmHg，PCO_2 35 mmHg，SO_2 88%，考虑患者呼吸衰竭，病因虽尚不明确，但患者存在顽固性低氧血症，告知家属患者病情危重，建议转呼吸重症监护病房（RICU）继续治疗，并签署知情同意书。遂于 2019 年 1 月 18 日转入 RICU，予以高流量湿化给氧（30 L/min，FiO_2 50%），后因患者血氧饱和度维持欠佳改为无创呼吸机辅助通气，入 RICU 后予以莫西沙星联合头孢哌酮舒巴坦抗感染，奥司他韦抗病毒，低分子肝素预防性抗凝，辅以扩张支气管、化痰等对症支持治疗。现患者病因尚不明确，经综合 ICU 会诊后转科进一步治疗。

［转入查体］ 体温 35.2 ℃，脉搏 73 次 / 分，呼吸 21 次 / 分，血压 111/58 mmHg，SpO_2 85%（无创呼吸机辅助通气，S/T 模式 FiO_2 100%），神志清楚，双侧瞳孔等大等圆，对光反射均灵敏，颈软，双上肺呼吸音稍粗，双下肺可闻及较多湿性啰音，心界不大，心率 73 次 / 分，心律齐，未闻及明显病理性杂音。全腹无压痛、反跳痛，肝、脾肋下未触及，未闻及肠鸣音。双下肢无水肿。

入综合 ICU 后完善相关检查，2019 年 1 月 21 日胸部 X 线检查示两肺感染、双侧胸腔积液可能（图 19-2）。

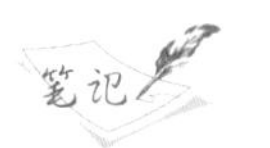

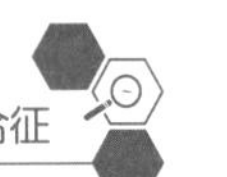

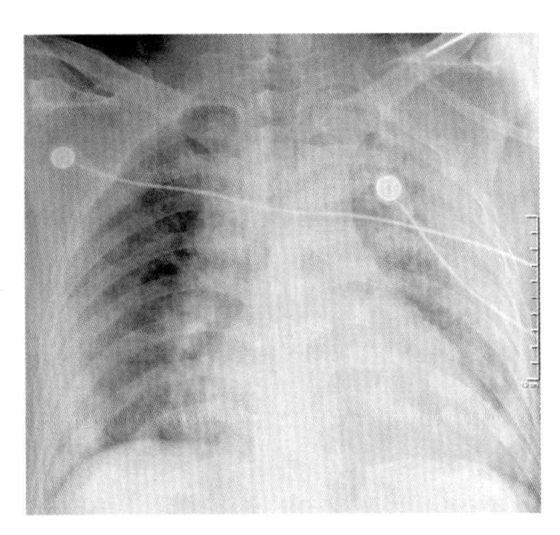

图 19-2 胸部 X 线检查

甲流抗原筛查：阴性。肝功能Ⅰ：总蛋白 48.98 g/L，白蛋白 29.04 g/L，天冬氨酸转氨酶 83.97 U/L；肌酶谱：天冬氨酸转氨酶 83.97 U/L，肌酸激酶 468.97 U/L，乳酸脱氢酶 862.55 U/L，α-羟丁酸脱氢酶 349.00 U/L，D-二聚体 2.03 μg/mL，全血 CRP 141.00 mg/L。患者流感病毒感染可疑，细菌性肺炎不能除外，治疗上延用奥司他韦抗病毒治疗、舒普深联合莫西沙星抗感染，考虑存在低蛋白血症及肝功能异常，即给予人血白蛋白补充蛋白质，异甘草酸镁改善肝功能，钠、钾、镁、钙维持电解质平衡，右美托咪定镇静等对症处理。

转入诊断：①重症肺炎；② ARDS；③肝损伤；④低蛋白血症。

2019 年 1 月 22 日复查血常规：全血 CRP 60.00 mg/L，白细胞计数 11.27×10^9/L；肝功能Ⅰ：总蛋白 47.06 g/L，天冬氨酸转氨酶 66.74 U/L，丙氨酸转氨酶 73.16 U/L。治疗上加用艾司奥美拉唑抑酸护胃、肝素钠预防血栓及甘油灌肠辅助通便等治疗。2019 年 1 月 23 日复查血常规：白细胞计数 9.87×10^9/L；肝功能Ⅰ：总蛋白 49.61 g/L，天冬氨酸转氨酶 61.61 U/L，丙氨酸转氨酶 81.56 U/L，D-二聚体 14.29 μg/mL。同日患者在无创呼吸机辅助呼吸下血氧饱和度低，呼吸频率快，呼吸困难，SpO_2 80%（S/T，FiO_2 100%），血气分析提

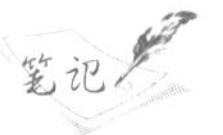

示呼吸衰竭，于同日 10 时行经口气管插管术，术后患者呼吸机参数高，纯氧条件下血氧饱和度仅维持在 90% 左右，加用咪达唑仑镇静、镇痛；考虑患者尿少，给予呋塞米及托拉塞米利尿；硝酸甘油扩血管，抗生素将舒普深换为哌拉西林钠他唑巴坦钠（4.5 g，每 8 小时 1 次），并予俯卧位通气促进痰液排出，改善通气血流，促进重力区肺复张，改善患者氧合，患者病情较前好转；2019 年 1 月 24 日胸部正位 X 线检查：考虑两肺感染。双侧少量胸腔积液可能（图 19-3）。一般细菌痰涂片检查：找到革兰阳性球菌，复查血常规：白细胞计数 9.88×10^9/L，1 月 25 日将莫西沙星改为利奈唑胺抗阳性菌治疗。

2019 年 1 月 26 日复查胸部 X 线与 1 月 24 日胸部 X 线检查相比，双肺病灶略有吸收、减少（图 19-4）。血常规：白细胞计数 14.17×10^9/L；肝功能Ⅰ：总蛋白 57.84 g/L，天冬氨酸转氨酶 85.96 U/L，丙氨酸转氨酶 82.89 U/L，γ-谷氨酰基转移酶 291.72 U/L；凝血四项：纤维蛋白原浓度 7.68 g/L。考虑肺部情况及肝功能好转。

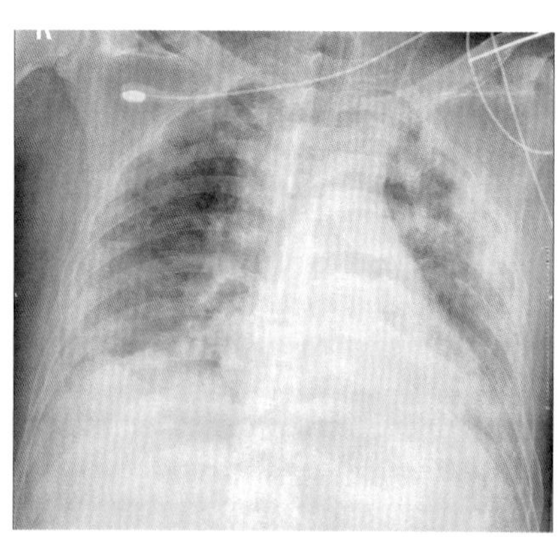
图 19-3 2019 年 1 月 24 日胸部 X 线检查

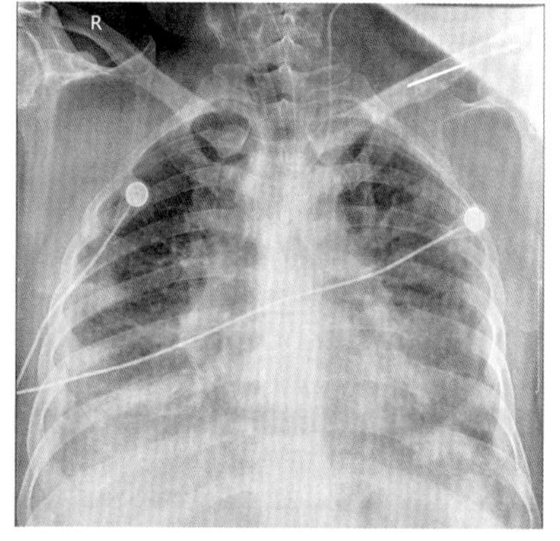

图 19-4 2019 年 1 月 26 日复查胸部 X 线检查

2019 年 1 月 28 日复查胸部 X 线示双肺感染，双侧胸腔积液（图 19-5）。2019 年 1 月 29 日在患者痰涂片中 2 次检查出真菌孢子，

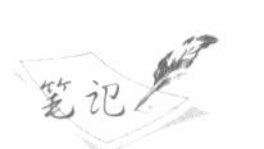

加用氟康唑抗真菌治疗，考虑患者目前氧合较前明显改善，呼吸机参数较前下调，尝试脱机。

2019 年 1 月 30 日胸部 CT 平扫示双肺多发感染，双肺下叶节段性实变并双侧胸腔积液，心影增大，心包腔少量积液（图 19-6）。

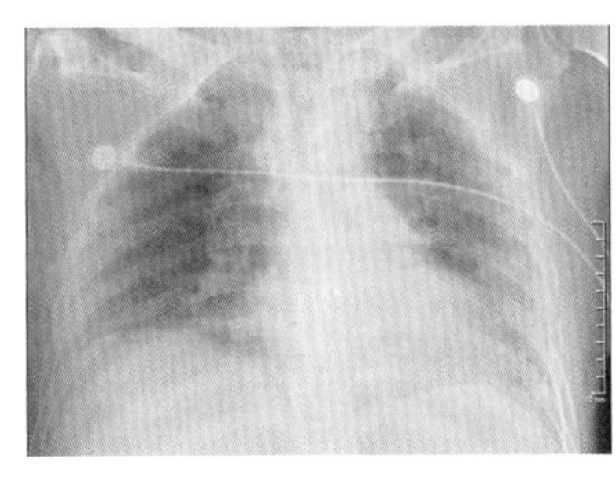

图 19-5 2019 年 1 月 28 日胸部 X 线检查

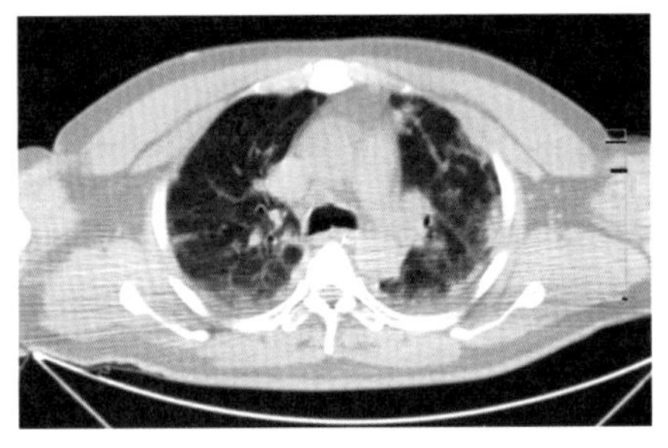

图 19-6 2019 年 1 月 30 日胸部 CT

2019 年 2 月 2 日考虑患者呼吸平稳，血氧饱和度尚可，予以撤出气管插管，改为面罩给氧，面罩给氧、5 L/min 条件下，患者血氧饱和度稳定在 97% 左右，2019 年 2 月 4 日复查肺部 CT 示肺部感染灶明显吸收，肺部体征较前好转（图 19-7）。予抗生素降阶梯治疗，停用哌拉西林他唑巴坦、利奈唑胺，换用乳酸左氧氟沙星，每天 0.6 g，氟康唑用足 2 周后停药观察。

2019 年 2 月 9 日复查高分辨率肺部 CT 示双肺散在炎症灶，较前改善（图 19-8）。患者病情稳定，肺部感染基本吸收，好转出院。

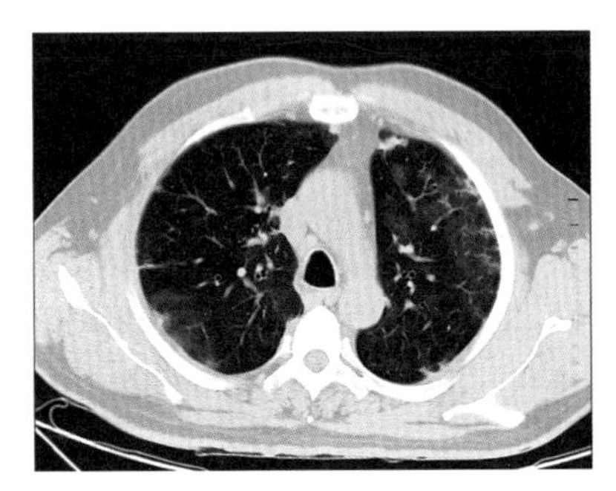

图 19-7 2019 年 2 月 4 日肺部 CT

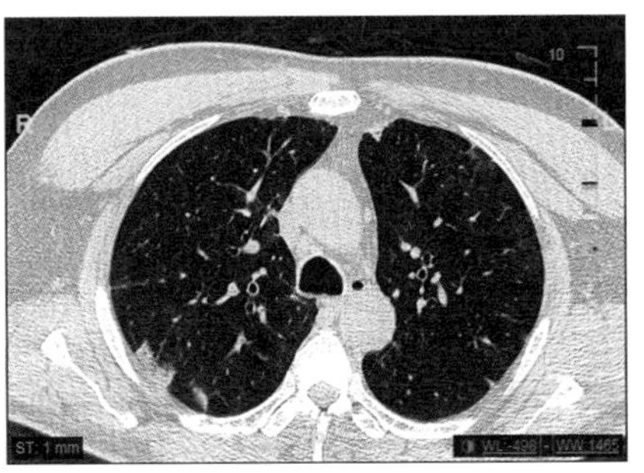

图 19-8 2019 年 2 月 9 日肺部 CT

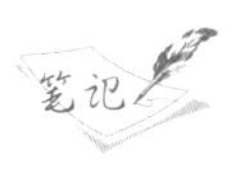

病例分析

俯卧位通气是指患者取俯卧位进行机械通气。俯卧位通气不是一种机械通气模式。俯卧位通气的典型模式是容量控制通气和压力控制通气。包括高频通气在内的其他通气模式和其他改善气体交换的方法（如 ECMO）一般不在俯卧位下使用，但也可配合俯卧位使用。多项试验一致显示，俯卧位通气可改善氧合。一项随机试验和一些 Meta 分析还表明，俯卧位通气可降低重度 ARDS 患者的死亡率。

多项试验一致显示，俯卧位通气可以提高约 70% ARDS 患者的动脉血氧分压，从而降低吸入气中氧浓度分数。俯卧位通气时氧合改善的患者中，有些在改回仰卧位后氧合改善仍会持续数小时，很多患者在每次重复俯卧位通气时氧合均会改善。大多数有效果的患者是在俯卧位通气的第 1 小时内出现氧合改善，但也发现存在迟发改善的现象。

尽管一些研究显示俯卧位通气可降低重度 ARDS 患者的死亡率，但研究存在严重局限性，因此尚无定论。早期随机试验和 Meta 分析显示，总体上俯卧位通气未降低 ARDS 患者的死亡率。此后，一项大型随机研究（PROSEVA）和几项 Meta 分析（其中一些纳入 PROSEVA）显示，对于重度 ARDS 患者，早期、长时间俯卧位通气可以降低死亡率。另有纳入 PROSEVA 试验的 Meta 分析显示，只有在同时接受小潮气量（而非大潮气量）通气的患者中，俯卧位通气才能改善生存质量。虽然有不错的结果，但未来还需要随机试验验证这种死亡率的降低效果。

暂无证据表明俯卧位通气可以预防器官系统衰竭或缩短 ICU 停留时间。既往研究表明，俯卧位通气并不能缩短机械通气时长。不

过大型随机试验 PROVESA 显示，俯卧位通气组的脱离呼吸机天数更长（28 天内脱离呼吸机天数：14 天 *vs.* 10 天）、拔管时间缩短（90 天时成功拔管率：85% *vs.* 65%）。

专家点评

俯卧位可改变气体交换的力学和生理，持续改善氧合。俯卧位通气时氧合的改善与很多因素有关。俯卧位可减少腹侧－背侧跨肺压差、减轻背侧肺组织受到的压迫和改善肺灌注，进而改善气体交换。

有学者提出俯卧位还可增加功能残气量（functional residual capacity，FRC），但在大多数俯卧位通气研究中，FRC 的改变并不是主要发现。肺部血管外水和分泌物的分布改变可能也有一定的作用。

肺部的扩张压是根据跨肺压（transpulmonary pressure，Ptp）计算的，而 Ptp 是指气道压（airway pressure，Paw）与胸膜腔内压（pleural pressure，Ppl）的差值：Ptp = Paw – Ppl。取俯卧位时，腹侧和背侧 Ptp 的差值缩小。取仰卧位时，背侧 Ppl 大于腹侧 Ppl。因此，腹侧 Ptp 高于背侧 Ptp，腹侧肺泡的扩张程度大于背侧肺泡。这种仰卧位效应在 ARDS 患者中更加明显，很可能是由于肺部重量过大导致背侧和腹侧 Ppl 的差值增大。其结果是腹侧肺泡倾向于过度充气，而背侧肺泡倾向于不张。俯卧位可减小背侧与腹侧 Ptp 之间的差值，使肺通气更加均匀，从而减轻腹侧肺泡过度充气和背侧肺泡萎陷。因此，肺泡扩张减少，过度扩张和周期不张引起的呼吸机相关肺损伤也随之减少。俯卧位通气还能使仰卧位通气期间萎陷的肺泡复张，如果患者在俯卧位时接受适当的呼气末正压（positive end expiratory

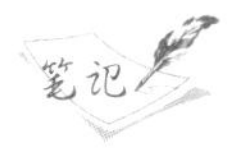

pressure，PEEP），肺泡可逐渐复张，从而改善通气和氧合，很多患者换回仰卧位通气后仍能维持这种效果。

俯卧位时，心脏和膈肌对肺组织的压迫减轻。ARDS患者处于仰卧位时，心脏会压迫背侧中部的肺实质，而膈肌会压迫背侧底部的肺实质。膈肌压迫是由于腹腔内容物使膈肌向头侧移位，镇静和（或）肌松引起膈肌张力丧失或者腹部压力增加都会加剧移位。心脏和（或）膈肌的压迫可加重仰卧位时肺部重力依赖区的萎陷、低氧血症（即恶化分流）和呼吸机相关肺损伤。俯卧位通气时，心脏变为重力依赖部位，位于胸骨上方，可减轻背侧中部肺组织受到的压迫。此外，膈肌向尾侧移位，尤其是在肥胖患者以及腹部没有支撑的情况下，减轻了背侧底部肺实质受到的压迫。上述效应可改善通气及氧合。

俯卧位通气时肺部重力依赖区的灌注改善可能是氧合改善的部分原因。ARDS患者在仰卧位时存在明显的肺通气－血流比例失调，因为肺部重力依赖区的血流量最大，肺泡萎陷也最严重。患者改为俯卧位时肺通气－血流比例改善，因为先前处于重力依赖区的肺组织仍然接受大部分的血流（与重力梯度无关）但肺泡复张，而新成为重力依赖区的肺组织仍接受少量血流但肺泡开始萎陷。此外，有研究观察到患者心输出量增加，可能是由于肺复张增加和缺氧性肺血管收缩减少，从而使右心室前负荷增加、后负荷减少及肺血管阻力下降。

曾有假说认为，俯卧位通气能够使血流按照重力梯度重新分布。但几乎没有支持证据，大多数研究表明，在改为俯卧位时血流方式仅有轻度改变。即使重力依赖区肺泡不张的程度相近，当患者处于俯卧位时，肺内分流率下降，氧分压通常会更高。

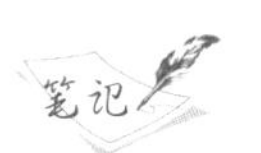

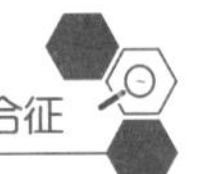

参考文献

1. DOUGLAS W W，REHDER K，BEYNEN F M，et al. Improved oxygenation in patients with acute respiratory failure：the prone position. Am Rev Respir Dis，1977，115（4）：559-566.

2. PELOSI P，TUBIOLO D，MASCHERONI D，et al. Effects of the prone position on respiratory mechanics and gas exchange during acute lung injury. Am J Respir Crit Care Med，1998，157（2）：387-393.

3. ALBERT R K，LEASA D，SANDERSON M，et al. The prone position improves arterial oxygenation and reduces shunt in oleic-acid-induced acute lung injury. Am Rev Respir Dis，1987，135（3）：628-633.

4. PELOSI P，BRAZZI L，GATTINONI L. Prone position in acute respiratory distress syndrome. Eur Respir J，2002，20（4）：1017-1028.

5. GATTINONI L，MASCHERONI D，TORRESIN A，et al. Morphological response to positive end expiratory pressure in acute respiratory failure. Computerized tomography study. Intensive Care Med，1986，12（3）：137-142.

6. LAI-FOOK S J，RODARTE J R. Pleural pressure distribution and its relationship to lung volume and interstitial pressure. J Appl Physiol （1985），1991，70（3）：967-978.

7. CORNEJO R A，DÍAZ J C，TOBAR E A，et al. Effects of prone positioning on lung protection in patients with acute respiratory distress syndrome. Am J Respir Crit Care Med，2013，188（4）：440-448.

8. CHATTE G，SAB J M，DUBOIS J M，et al. Prone position in mechanically ventilated patients with severe acute respiratory failure. Am J Respir Crit Care Med，1997，155（2）：473-478.

9. FRIDRICH P，KRAFFT P，HOCHLEUTHNER H，et al. The effects of long-term prone positioning in patients with trauma-induced adult respiratory distress syndrome. Anesth Analg，1996，83（6）：1206-1211.

10. PUYBASSET L，CLUZEL P，CHAO N，et al. A computed tomography scan assessment of regional lung volume in acute lung injury. The CT Scan ARDS Study Group. Am J Respir Crit Care Med，1998，158（5 pt 1）：1644-1655.

11. PELOSI P，CROCI M，CALAPPI E，et al. Prone positioning improves pulmonary

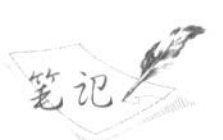

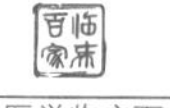

function in obese patients during general anesthesia. Anesth Analg，1996，83（3）：578-583.

12. NYRÉN S，MURE M，JACOBSSON H，et al. Pulmonary perfusion is more uniform in the prone than in the supine position：scintigraphy in healthy humans. J Appl Physiol（1985），1999，86（4）：1135-1141.
13. ALBERT R K，HUBMAYR R D. The prone position eliminates compression of the lungs by the heart. Am J Respir Crit Care Med，2000，161（5）：1660-1665.
14. MALBOUISSON L M，BUSCH C J，PUYBASSET L，et al. Role of the heart in the loss of aeration characterizing lower lobes in acute respiratory distress syndrome. CT Scan ARDS Study Group. Am J Respir Crit Care Med，2000，161（6）：2005-2012.
15. VENEGAS，J. Model of alveolar inflation：Effects of alveolar fluid density，lung water content and body position. Am J Respir Crit Care Med，1998，157：A680.
16. JOZWIAK M，TEBOUL J L，ANGUEL N，et al. Beneficial hemodynamic effects of prone positioning in patients with acute respiratory distress syndrome. Am J Respir Crit Care Med，2013，188（12）：1428-1433.
17. NYRÉN S，RADELL P，LINDAHL S G，et al. Lung ventilation and perfusion in prone and supine postures with reference to anesthetized and mechanically ventilated healthy volunteers. Anesthesiology，2010，112（3）：682-687.
18. LAMM W J，GRAHAM M M，ALBERT R K. Mechanism by which the prone position improves oxygenation in acute lung injury. Am J Respir Crit Care Med，1994，150（1）：184-193.
19. GLENNY R W，LAMM W J，ALBERT R K，et al. Gravity is a minor determinant of pulmonary blood flow distribution. J Appl Physiol（1985），1991，71（2）：620-629.
20. HENDERSON A C，SÁ R C，THEILMANN R J，et al. The gravitational distribution of ventilation-perfusion ratio is more uniform in prone than supine posture in the normal human lung. J Appl Physiol（1985），2013，115（3）：313-324.
21. MURE M，MARTLING C R，LINDAHL S G. Dramatic effect on oxygenation in patients with severe acute lung insufficiency treated in the prone position. Crit Care Med，1997，25（9）：1539-1544.

22. BLANCH L，MANCEBO J，PEREZ M，et al. Short-term effects of prone position in critically ill patients with acute respiratory distress syndrome. Intensive Care Med，1997，23（10）：1033-1039.

23. JOLLIET P，BULPA P，CHEVROLET J C. Effects of the prone position on gas exchange and hemodynamics in severe acute respiratory distress syndrome. Crit Care Med，1998，26（12）：1977-1985.

24. GUÉRIN C，REIGNIER J，RICHARD J C，et al. Prone positioning in severe acute respiratory distress syndrome. N Engl J Med，2013，368（23）：2159-2168.

25. OCZENSKI W，HÖRMANN C，KELLER C，et al. Recruitment maneuvers during prone positioning in patients with acute respiratory distress syndrome. Crit Care Med，2005，33（1）：54-61.

26. LANGER M，MASCHERONI D，MARCOLIN R，et al. The prone position in ARDS patients. A clinical study. Chest，1988，94（1）：103-107.

27. NAKOS G，TSANGARIS I，KOSTANTI E，et al. Effect of the prone position on patients with hydrostatic pulmonary edema compared with patients with acute respiratory distress syndrome and pulmonary fibrosis. Am J Respir Crit Care Med，2000，161（2 pt 1）：360-368.

28. LIM C M，KIM E K，LEE J S，et al. Comparison of the response to the prone position between pulmonary and extrapulmonary acute respiratory distress syndrome. Intensive Care Med，2001，27（3）：477-485.

29. MURE M，GLENNY R W，DOMINO K B，et al. Pulmonary gas exchange improves in the prone position with abdominal distension. Am J Respir Crit Care Med，1998，157（6 pt 1）：1785-1790.

30. TACCONE P，PESENTI A，LATINI R，et al. Prone positioning in patients with moderate and severe acute respiratory distress syndrome：a randomized controlled trial. JAMA，2009，302（18）：1977-1984.

31. GUERIN C，GAILLARD S，LEMASSON S，et al. Effects of systematic prone positioning in hypoxemic acute respiratory failure：a randomized controlled trial. JAMA，2004，292（19）：2379-2387.

32. GATTINONI L，TOGNONI G，PESENTI A，et al. Effect of prone positioning on the survival of patients with acute respiratory failure. N Engl J Med，2001，345（8）：

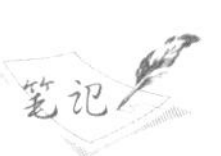

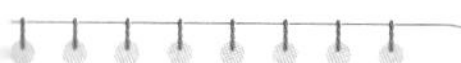
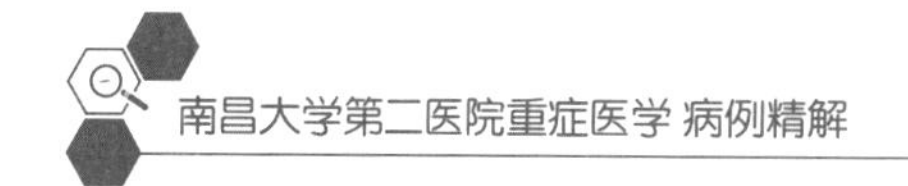

568-573.

33. MANCEBO J，FERNÁNDEZ R，BLANCH L，et al. A multicenter trial of prolonged prone ventilation in severe acute respiratory distress syndrome. Am J Respir Crit Care Med，2006，173（11）：1233-1239.
34. ALSAGHIR A H，MARTIN C M. Effect of prone positioning in patients with acute respiratory distress syndrome：a meta-analysis. Crit Care Med，2008，36（2）：603-609.
35. BEITLER J R，SHAEFI S，MONTESI S B，et al. Prone positioning reduces mortality from acute respiratory distress syndrome in the low tidal volume era：a meta-analysis. Intensive Care Med，2014，40（3）：332-341.
36. LEE J M，BAE W，LEE Y J，et al. The efficacy and safety of prone positional ventilation in acute respiratory distress syndrome：updated study-level meta-analysis of 11 randomized controlled trials. Crit Care Med，2014，42（5）：1252-1262.
37. MORA-ARTEAGA J A，BERNAL-RAMÍREZ O J，RODRÍGUEZ S J. The effects of prone position ventilation in patients with acute respiratory distress syndrome. A systematic review and metaanalysis. Med Intensiva，2015，39（6）：359-372.
38. SUD S，FRIEDRICH J O，TACCONE P，et al. Prone ventilation reduces mortality in patients with acute respiratory failure and severe hypoxemia：systematic review and meta-analysis. Intensive Care Med，2010，36（4）：585-589.
39. DAVIS J W，LEMASTER D M，MOORE E C，et al. Prone ventilation in trauma or surgical patients with acute lung injury and adult respiratory distress syndrome：is it beneficial? J Trauma，2007，62（5）：1201-1206.
40. HU S L，HE H L，PAN C，et al. The effect of prone positioning on mortality in patients with acute respiratory distress syndrome：a meta-analysis of randomized controlled trials. Crit Care，2014，18（3）：R109.

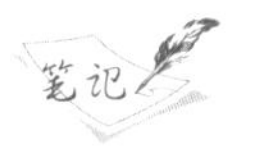

020 VV-ECMO 治疗呼吸衰竭

病历摘要

患者，女，27 岁。主诉：发热伴咳嗽 1 周。于 2019 年 1 月 28 日入院。

［现病史］ 患者于 1 周前无明显诱因出现发热，最高体温 38.3 ℃，伴有咳嗽，干咳，痰少，伴有畏寒、寒战，伴全身肌肉酸痛，四肢乏力，伴有咽干、咽痛，于 2019 年 12 月 25 日至高安市 A 医院就诊，拟“肺部感染”给予美洛西林抗感染等治疗，上述症状未改善，且出现胸闷、呼吸困难，遂至高安市 B 医院就诊，考虑患者妊娠合并重症肺炎，转入我院急诊科，入急诊科后出现咳粉红色泡沫痰 2 次，伴有呼吸急促，嘴唇发绀，心电监护示 SpO_2 72%，行气管插管接呼

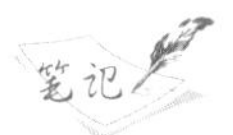

吸机辅助呼吸，同时予利尿、抗感染等对症处理，考虑患者病情危重，经会诊转入我科继续治疗。

［既往史］ 既往无特殊病史。孕 29^{+1} 周。有剖宫产史 4 年，G3P1。否认烟酒嗜好、否认过敏史、否认家族遗传病史。

［入院查体］ 体温 37 ℃，脉搏 111 次 / 分，呼吸 16 次 / 分，血压 132/80 mmHg，SpO_2 82%（A/C 模式 FiO_2 100%），烦躁不安，急性面容，面部潮红，浅表淋巴结无肿大，心律齐，心音中等，各瓣膜未闻及病理性杂音，心率 111 次 / 分，律齐，双肺呼吸音粗，闻及散在湿啰音，腹膨隆，腹软，肠鸣音 4 次 / 分，四肢肌力无法检查，肌张力正常。

［辅助检查］

1）实验室检查。2019 年 1 月 27 日我院急诊查血常规：血红蛋白 96 g/L，血小板计数 114×10^9/L，中性粒细胞百分比 91.8%。

2）影像学检查。胸部正位 X 线检查：两肺实变？肺水肿？心影增大（图 20-1）。

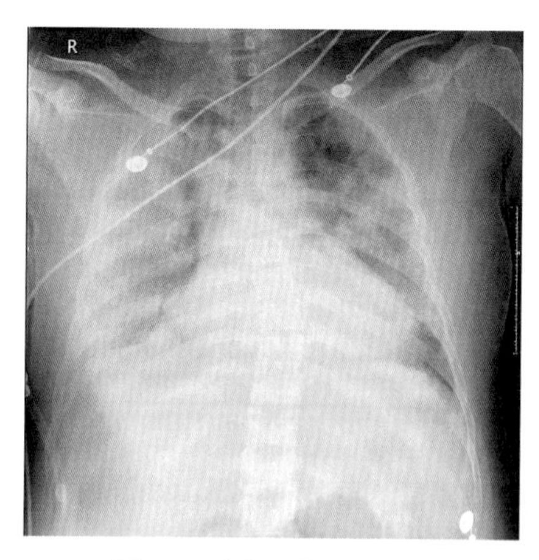

图 20-1 胸部正位 X 线检查

笔记

［诊断］ ①重症肺炎；②呼吸衰竭；③妊娠状态（孕 29^{+1} 周）。

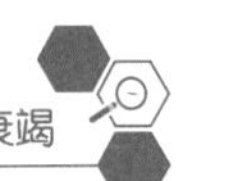

［治疗过程］ 入科后有发热，体温峰值 38.9 ℃，呼吸机纯氧条件下氧合差，氧分压维持在 60 mmHg 左右，中性粒细胞百分比（84.0%）、CRP 升高（86 mg/L）；白蛋白明显降低（21.28 g/L），PCT 0.61 ng/mL，心肌标志物、心脏彩超、BNP 均正常，入科后予机械通气、哌拉西林他唑巴坦（特治星）、奥司他韦抗感染、补充白蛋白、减轻肺水肿、镇静镇痛、营养支持等治疗，并多次请产科会诊，于 1 月 30 日全麻下行子宫下段剖宫产术 + 盆腔粘连松解术 + 腹壁整形修补术，术后加用利奈唑胺（斯沃）抗感染、缩宫素减少宫腔出血风险等治疗，但患者仍有发热，顽固性低氧血症难以纠正，2019 年 2 月 1 日复查胸部 X 线提示白肺（图 20-2）。

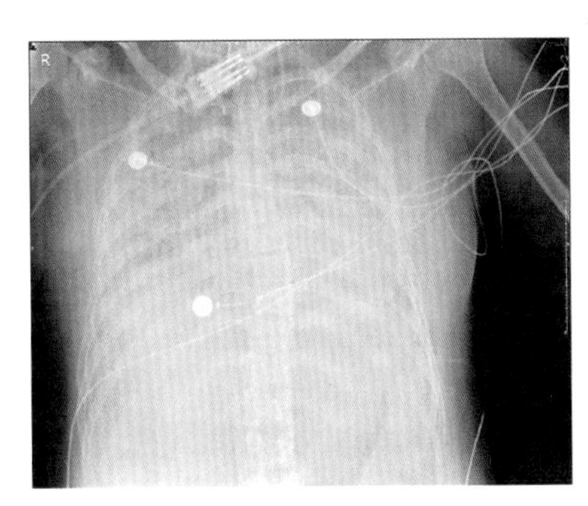

图 20-2 2019 年 2 月 1 日复查胸部 X 线

经科室讨论及多学科会诊后于 2 月 1 日启动体外膜肺氧合（extracorporeal membrane oxygenation，ECMO）治疗，治疗期间予严格液体管理、利尿减轻容量负荷，纠正代碱、加用米卡芬净抗真菌，抗肺纤维化、充分镇静、镇痛，营养支持、痰液引流等积极治疗，患者体温峰值下降，ECMO 参数及呼吸机参数逐步下调，氧合较前改善，复查胸部 X 线（2019 年 2 月 10 日）示双肺水肿、感染较前有消退（图 20-3），感染指标下降。

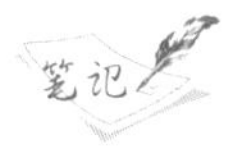

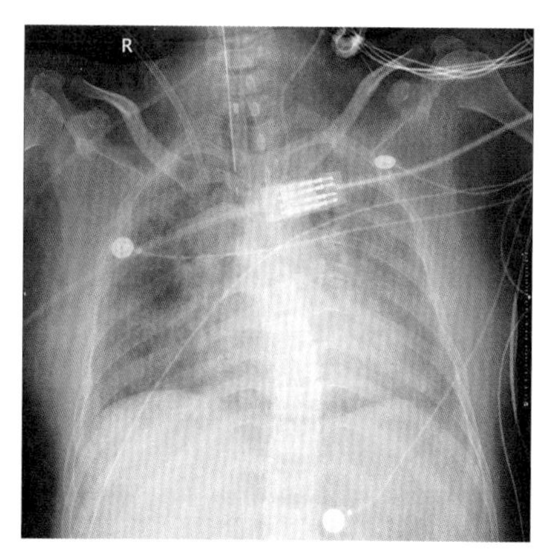

图 20-3 2019 年 2 月 10 日复查胸部 X 线

于 2 月 12 日终止 ECMO 治疗，2 月 13 日完善胸部 CT（图 20-4），较前明显改善，拔除气管插管，并相继停用抗生素。

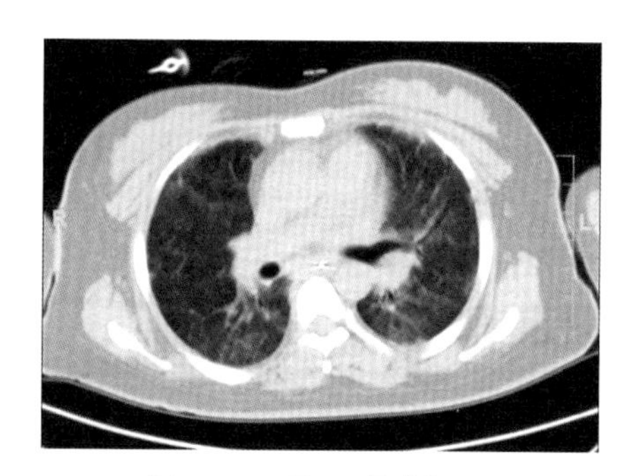

图 20-4 2 月 13 日胸部 CT

经上述治疗后，患者体温正常，无咳嗽、咳痰，生命体征平稳，脏器功能正常，好转出院。

病例分析

ELSO 发布了介绍 ECMO 适应证和实践的指南。ECMO 适应证包括病情可能逆转且常规治疗无效的急性严重心功能衰竭或肺功能衰竭。ECMO 可分为静脉 – 静脉（VV）模式和静脉 – 动脉（VA）模

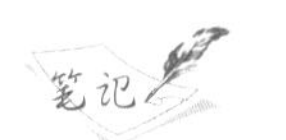

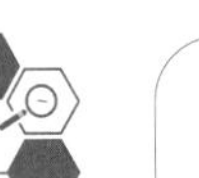

式。进行 VV-ECMO 时，血液被从腔静脉或右心房引出，然后回输至右心房。VV-ECMO 能够提供呼吸功能支持，但患者需依赖自身的循环功能。病例中患者存在严重呼吸衰竭，单纯靠机械通气难以维持。经 VV-ECMO 技术支持肺功能后，给治愈疾病创造了时间窗。

专家点评

机械性心肺支持技术最常用于术中，用以辅助心脏手术的实施（即，体外循环）。然而，心肺支持技术也可以在 ICU 中较长时间使用，但这种情况较为少见。长时间心肺支持技术被称为 ECMO、体外生命支持或体外肺辅助。ECMO 有两种模式，即 VA 和 VV 模式。这两种模式均可提供呼吸支持，但只有 VA-ECMO 能够提供血流动力学支持。

已有多项研究评估了 ECMO 对严重急性呼吸衰竭患者病死率的影响。关于严重急性呼吸衰竭患者的数项观察性研究和非对照临床试验报告，与历史对照的生存率相比，接受 ECMO 治疗的患者生存率为 50% ～ 71%。在 20 世纪 70 年代的两项设计不佳的 ECMO 随机试验后，两项大型随机试验和一项倾向评分匹配分析显示，严重 ARDS 患者早期转入 ECMO 中心有益。然而，这些研究存在一些局限性：常规治疗组中通气策略具有异质性，从常规治疗交叉到 ECMO 的患者较多。总的来说，我们认为 ECMO 有利于常规治疗无效的患者（如 PaO_2/FiO_2 持续低于 70 mmHg），并且 ECMO 应该在病程早期使用而不是作为补救治疗；因此，严重 ARDS 患者应在病程早期转至 ECMO 中心考虑采用 ECMO 治疗（如在发病最初 7 天内）。同时，应始终权衡 ECMO 的潜在获益与转移患者的风险。在经验丰富

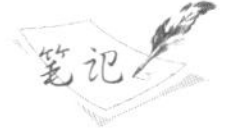

的 ECMO 中心，约有 25% 的患者病情改善并恢复，因而无须 ECMO 治疗；而 75% 的患者需要接受 ECMO 治疗，其中 60% ～ 70% 能够存活。

ECMO 的应用范围在将来可能会扩大到经皮临时左心室辅助和低流量 ECMO 清除二氧化碳（ECMO for carbon dioxide removal，ECOOR）。此外，新技术的应用将会改善 ECMO 的简便性和安全性，包括新型氧合器、泵和表面涂层。

现已常规使用聚甲基戊烯中空纤维制成的氧合器，这种氧合器可使用数周。与旧装置相比，其优点包括预充量更小、预充时间短、血浆渗漏减少及血流阻力低，从而可减少血小板活化和消耗。一项研究报道，不同的新型氧合器对止血、抗凝或溶血的影响并无差别。

参考文献

1. HEMMILA M R，ROWE S A，BOULES T N，et al. Extracorporeal life support for severe acute respiratory distress syndrome in adults. Ann Surg，2004，240（4）：595-605.
2. PEEK G J，MOORE H M，MOORE N，et al. Extracorporeal membrane oxygenation for adult respiratory failure. Chest，1997，112：759.
3. LEWANDOWSKI K，ROSSAINT R，PAPPERT D，et al. High survival rate in 122 ARDS patients managed according to a clinical algorithm including extracorporeal membrane oxygenation. Intensive Care Med，1997，23（1）：819-835.
4. ULLRICH R，LORBER C，RÖDER G，et al. Controlled airway pressure therapy，nitric oxide inhalation，prone position，and extracorporeal membrane oxygenation（ECMO） as components of an integrated approach to ARDS. Anesthesiology，1999，91（6）：1577-1586.
5. RICH P B，AWAD S S，KOLLA S，et al. An approach to the treatment of severe adult respiratory failure. J Crit Care，1998，13（1）：26-36.
6. KOLLA S，AWAD S S，RICH P B，et al. Extracorporeal life support for 100 adult

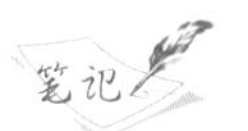

patients with severe respiratory failure. Ann Surg，1997，226（4）：544-564.

7. DAVIES A，JONES D，BAILEY M，et al. Australia and New Zealand Extracorporeal Membrane Oxygenation （ANZ ECMO） Influenza Investigators，Extracorporeal Membrane Oxygenation for 2009 Influenza A（H1N1） Acute Respiratory Distress Syndrome. JAMA，2009，302：1888.
8. BROGAN T V，THIAGARAJAN R R，RYCUS P T，et al. Extracorporeal membrane oxygenation in adults with severe respiratory failure：a multi-center database. Intensive Care Med，2009，35（12）：2105-2144.
9. NOAH M A，PEEK G J，FINNEY S J，et al. Referral to an extracorporeal membrane oxygenation center and mortality among patients with severe 2009 influenza A（H1N1）. JAMA，2011，306（15）：1659-1668.
10. PEEK G J，MUGFORD M，TIRUVOIPATI R，et al. Efficacy and economic assessment of conventional ventilatory support versus extracorporeal membrane oxygenation for severe adult respiratory failure （CESAR）：a multicentre randomised controlled trial. Lancet，2009，374（9698）：1351-1361.
11. PHAM T，COMBES A，ROZÉ H，et al. Extracorporeal membrane oxygenation for pandemic influenza A（H1N1）-induced acute respiratory distress syndrome：a cohort study and propensity-matched analysis. Am J Respir Crit Care Med，2013，187（3）：276-285.
12. BARTLETT R H. Clinical Research in Acute Fatal Illness：Lessons From Extracorporeal Membrane Oxygenation. J Intensive Care Med，2016，31（7）：456-465.
13. POSLUSZNY J，RYCUS P T，BARTLETT R H，et al. Outcome of Adult Respiratory Failure Patients Receiving Prolonged（≥ 14 Days）ECMO. Ann Surg，2016，263（3）：573-581.
14. ROBBA C，ORTU A，BILOTTA F，et al. Extracorporeal membrane oxygenation for adult respiratory distress syndrome in trauma patients：a case series and systematic literature review. J Trauma Acute Care Surg，2017，82（1）：165-173.
15. COMBES A，HAJAGE D，CAPELLIER G，et al. Extracorporeal Membrane Oxygenation for Severe Acute Respiratory Distress Syndrome. N Engl J Med，2018，378（21）：1965-1975.

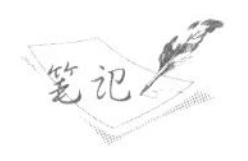

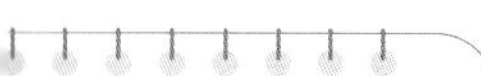
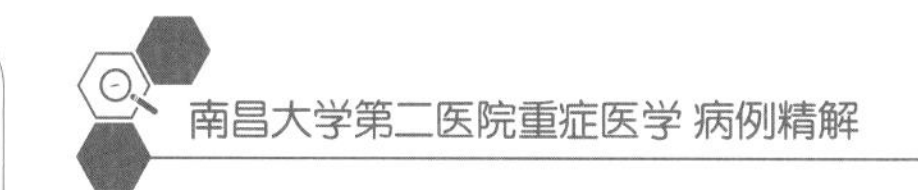

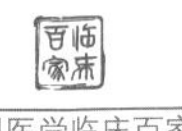

16. THIELE H，SICK P，BOUDRIOT E，et al. Randomized comparison of intra-aortic balloon support with a percutaneous left ventricular assist device in patients with revascularized acute myocardial infarction complicated by cardiogenic shock. Eur Heart J，2005，26（13）：1276-1283.

17. PEEK G J，KILLER H M，REEVES R，et al. Early experience with a polymethyl pentene oxygenator for adult extracorporeal life support. ASAIO J，2002，48（5）：480-482.

18. TOOMASIAN J M，SCHREINER R J，MEYER D E，et al. A polymethylpentene fiber gas exchanger for long-term extracorporeal life support. ASAIO J，2005，51（4）：390-397.

19. KHOSHBIN E，ROBERTS N，HARVEY C，et al. Poly-methyl pentene oxygenators have improved gas exchange capability and reduced transfusion requirements in adult extracorporeal membrane oxygenation. ASAIO J，2005，51（3）：281-287.

20. MALFERTHEINER M V，PHILIPP A，LUBNOW M，et al. Hemostatic Changes During Extracorporeal Membrane Oxygenation：A Prospective Randomized Clinical Trial Comparing Three Different Extracorporeal Membrane Oxygenation Systems. Crit Care Med，2016，44（4）：747-754.

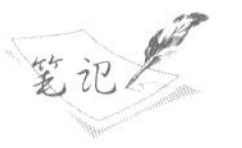